Paris, 14 août.

Depuis quelque tems, on voit les écrivains politiques s'agiter pour & contre le traité d'alliance que la France & l'Espagne ont contracté. Les uns veulent qu'on rompe un traité, qui peut à chaque instant constituer la France en état de guerre ; les autres pensent qu'on doit le conserver dans toute son intégrité, & que de son maintien dépend le salut de l'état. Il en est d'autres qui proposent un terme moyen, c'est de modifier ce même traité, en le réduisant aux conditions purement défensives. « Le pacte de famille, disent-ils, doit disparoître, & un pacte national le remplacer. Les articles, qui renferment quelques stipulations offensives, seront effacés ; mais tous ceux qui stipulent l'engagement d'une défense réciproque, doivent être renouvellés, resserrés, & consacrés par le vœu national ».

Dans cette dernière opinion, la France seroit dans l'obligation d'être auxiliaire de l'Espagne, aussi souvent que celle-ci seroit dans le cas de faire une guerre défensive, quel qu'en fût la cause. Il nous semble que ce rôle subalterne convient peu à la puissance Françoise. Si elle doit jouer un rôle dans l'Europe, c'est celle de puissance médiatrice armée pour l'observation des loix de la justice. Naturellement alliée de toutes les nations, elle ne doit avoir de traité particulier avec aucune d'elles. Amie de tout les peuples, il est de sa dignité, il est même de son devoir de marcher contre le premier qui déployera l'étendart de la guerre. Toute aggression ne nuit pas seulement au peuple qui souffre l'invasion ; mais aussi de proche en proche à tous les peuples de la terre.

L'ART

DE GUÉRIR

LES HERNIES

O U

DESCENTES.

L'ART
DE GUÉRIR
LES HERNIES
OU
DESCENTES;

OUVRAGE UTILE AUX PERSONNES attaquées de ces Maladies, & dans lequel on trouvera la meilleure méthode de conftruire les Bandages convenables à leur curation.

TROISIEME ÉDITION:

Corrigée & augmentée d'un Vocabulaire Français.

Par M. BALIN, reçu au Collége Royal de Chirurgie pour les Hernies, Chirurgien-Herniaire des Hôpitaux & Prifons de Paris, & ci-devant Chirurgien aux Armées.

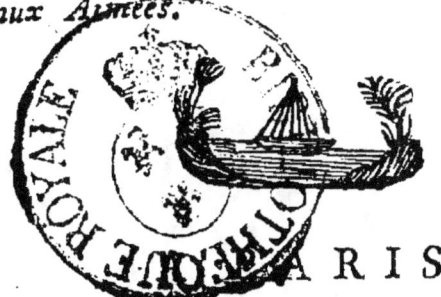

PARIS,

Chez l'Auteur, place de Gréve, au coin de la rue de la Tannerie.

M. DCC. LXXXIV.

Avec Approbation & Privilége du Roi.

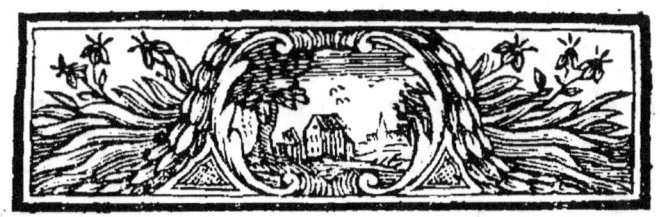

MONSIEUR,

L'OUVRAGE que j'ai l'honneur
de mettre fous votre protection, n'eft
pas naturellement d'une efpece à
vous être préfenté. Mais les bontés
que vous m'avez témoignées dans la
guerre en Allemagne, & le goût que je

a

vous connois pour tout ce qui peut être utile à l'humanité, me font espérer que vous voudrez bien agréer l'hommage de ce travail, que l'intérêt public m'a fait entreprendre. Trop heureux s'il peut être de quelqu'utilité à mes concitoyens, & vous être une preuve du profond respect avec lequel j'ai l'honneur d'être,

MONSIEUR,

Votre très - humble & très-obéissant serviteur, BABIN.

APPROBATION.

J'ai lu, par ordre de Monseigneur le Garde des Sceaux, un Manuscrit, qui a pour titre : *L'Art de guérir les Hernies ou Descentes*, par M. Balin : je n'y ai rien trouvé de contraire à la permission de l'imprimer.

A Paris, le 14 Août 1778.

LOUIS, Censeur Royal.

PRIVILEGE GÉNÉRAL.

LOUIS, par la grace de Dieu, Roi de France et de Navarre : A nos amés & féaux Conseillers, les Gens tenans nos Cours de Parlement, Maîtres des Requêtes ordinaires de notre Hôtel, Grand-Conseil, Prevôt de Paris, Baillifs, Senéchaux, leurs Lieutenans Civils, & autres nos Justiciers qu'il appartiendra. SALUT : Notre amé, le sieur BALIN, Chirurgien-Herniaire, Nous a fait exposer qu'il désireroit faire imprimer & donner au Public, *L'Art de guérir les Hernies ou Descentes*, de sa composition, s'il Nous plaisoit lui accorder nos Lettres de Privilége à ce nécessaires.

A CES CAUSES, voulant favorablement traiter l'Exposant, Nous lui avons permis & permettons de faire imprimer ledit Ouvrage autant de fois que bon lui semblera, & de le vendre, faire vendre par tout notre Royaume. Voulons qu'il jouisse de l'effet du présent Privilége, pour lui & ses hoirs, à perpétuité, pourvu qu'il ne le rétrocede à personne ; & si cependant il jugeoit à propos d'en faire une cession, l'Acte qui la contiendra sera enregistré en la Chambre Syndicale de Paris, à peine de nullité, tant du Privilége que de la cession, & alors par le fait seul de la cession enregistrée, la durée du présent Privilége sera réduite à celle de l'Exposant, ou à celle de dix années à compter de ce jour, si l'Exposant décede avant l'expiration desdites dix années. Le tout conformément aux articles IV & V de l'Arrêt du Conseil du 30 Août 1777, portant Réglement sur la durée des Priviléges en Librairie. Faisons défenses à tous Imprimeurs, Libraires & autres personnes, de quelque qualité & condition qu'elles soient, d'en introduire d'impression étrangere, dans aucun lieu de notre obéissance ; comme aussi d'imprimer ou faire imprimer, vendre, faire vendre, débiter ni contrefaire ledit Ouvrage sous quelque prétexte que ce puisse être, sans la permission expresse & par écrit dudit Exposant, ou de celui qui le représentera, à peine de saisie & de confiscation des exemplaires contrefaits, de six mille livres d'amende, qui ne pourra être modérée, pour la premiere fois, de pareille amende & de déchéance d'état en cas de récidive, & de tous dépens, dommages & intérêts, conformément à l'Arrêt du Conseil du 30 Août 1777, concernant les Contrefaçons. A la charge que ces Présentes seront enregistrées tout au long sur le Registre de la Communauté des Imprimeurs & Libraires de Paris, dans trois mois de la date d'icelles ; que l'impression dudit Ouvrage sera faite dans notre Royaume, & non ailleurs, en beau papier & beaux caractères, conformément aux Réglemens de la Librairie, à peine de déchéance du présent Privilége ; qu'avant que de l'exposer en vente, le manuscrit qui aura servi de copie à l'impression dudit Ouvrage sera remis dans le même état où l'Approbation y aura été donnée ès-mains de notre très-cher & féal Chevalier, Garde des Sceaux de France, le sieur HUE DE MIROMENIL, Commandeur de nos Ordres ; qu'il en sera ensuite remis deux exemplaires dans notre Bibliotheque publique, un dans celle de notre Château du Louvre, un dans celle de notre très-cher & Féal Chevalier, Chancelier le sieur DE MEAUPEOU, & un dans celle dudit sieur HUE DE MIROMENIL. Le tout à peine de nullité des Présentes ; du contenu desquelles vous mandons & enjoignons de faire jouir ledit Exposant & ses hoirs pleinement & paisiblement, sans souffrir qu'il leur soit fait aucun trouble ni empêchement. VOULONS que la copie des Présentes ; qui sera imprimée tout au long au commencement ou à la fin dudit Ouvrage, soit tenue pour duement signifiée, & qu'aux copies collationnées par l'un de nos amés & féaux Conseillers-Secrétaires, foi soit ajoutée comme à l'original. COMMANDONS au premier notre Huissier sur ce requis , de faire pour l'exécution d'icelles ; tous Actes requis & nécessaires , sans demander autre permission ; & nonobstant clameur de Haro , Charte Normande , & Lettres à ce contraires. CAR tel est notre plaisir. Donné à Paris , le dixieme jour du mois de Septembre , l'an mil sept cent quatre-vingt-trois , & de notre regne le dixieme.

Par le Roi, en son Conseil. LE BEGUE.

Registré sur le Registre XXI de la Chambre Royale & Syndicale des Libraires & Imprimeurs de Paris , n.° 3040 , folio 942 , conformément aux dispositions énoncées dans le présent Privilege , & à la charge de remettre à ladite Chambre les huit Exemplaires prescrits par l'Article CVIII du Réglement de 1723. A Paris , ce 28 Septembre 1783.

LECLERC, Syndic.

TABLE

DES CHAPITRES

CONTENUS DANS CE VOLUME.

Fin de la Table.

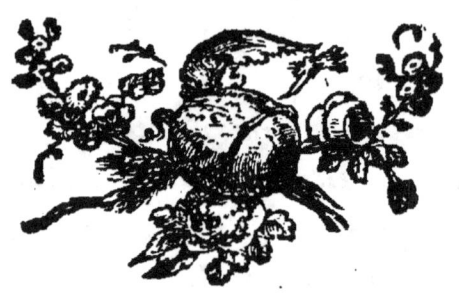

PREFACE

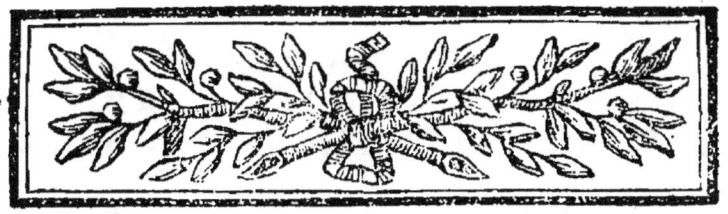

PRÉFACE.

L'OUVRAGE que je préfente
au Public n'étoit pas deftiné à
voir le jour. Je ne l'avois dabord
entrepris que pour mon utilité
particuliere, dans le deffein de
raffembler, fous un même point
de vue, tout ce qui concerne la
partie de la Chirurgie, que j'ai
embraffée, à la plus faine doctrine ; j'ai tâche de joindre le
plus de clarté qu'il m'a été
poffible : je crois avoir réuffi,
& c'eft ce qui me fait penfer
à rendre public mon ouvrage.
Si mon projet n'eft pas pleine-

ment rempli , j'aurai au moins ,
en attendant que de plus habiles
l'exécutent , le double avantage
& de l'avoir tenté , & peut-être
de leur en inspirer l'envie. Le
Public n'y perd rien , & l'Art
ne peut qu'y gagner.

J'ai insisté sur les Bandages.
On n'en trouve que des descrip-
tions très-superficielles , dans les
Auteurs anciens qui ont le mieux
écrit sur les Hernies , tandis
qu'ils entrent dans les plus mi-
nutieux détails sur ceux qui conviennent aux autres maladies ,
de manière que les connoissances
que l'on a depuis plusieurs siécles
sur ces Brayers ou Bandages des
Hernies , ne nous ont , pour
ainsi dire , été transmises que

par tradition. Il n'y a pas encore
un siecle que Deblegny accufoit
les Chirurgiens de négligence à
cet égard. On n'a plus le même
reproche à leur faire , graces à
l'activité & à la vigilance avec
lefquelles l'Académie de Chirurgie fe porte fur les objets
où l'Art montre fa ftérilité ; elle
ramaffe avec une avidité fage
& circonfpecte les richeffes épar-
fes qui peuvent fervir à reculer
les bornes de l'Art , en frayant
des routes neuves & faciles à
la curation des maladies ; c'eft
à l'émulation qu'infpire cette
favante & laborieufe Société,
que nous devons les progrès
rapides qu'a fait depuis environ
trente ans la partie des Hernies...

Auparavant elle étoit dans une très-grande difette. Qu'on parcoure l'Hiftoire , on trouve la cure de ces infirmités livrée à des obfervations dangereufes , mutilatoires & infideles. Il n'y eft prefque point queftion de Bandages ; ceux que l'on y expofe font fi imparfaits que l'on n'avoit pas de grands avantages à attendre de leur application; Celfe , qui ne les propofe que pour les enfans , montre, par la maniere dont il en parle , l'opinion qu'il avoit de leur influence. « Si le boyau , dit-il , defcend » à un enfant avant que d'en » venir à l'opération , il eft à » propos d'effayer le Bandage. » A cette intention , l'on fait une bande, au bout de laquelle on coud une pelotte de linge, qui, étant placée fur l'ouverture, s'oppofe au paffage de l'inteftin ; on fait, avec le refte de la bande, un circulaire, autour du corps, de maniere que l'inteftin étant ainfi contenu, fouvent les tuniques rapprochées fe recollent.

Depuis cette époque jufqu'à Ambroife Paré, on n'apperçoit pas que l'Art ait fort avancé la perfeᵭion des Bandages. Ce grand Chirurgien décrit le point doré, comme une opération encore familiere à la cure des Hernies ; auffi la matiere & la forme des Bandages avoient quelque chofe de fi défeᵭueux, & de fi incommode que l'on ne

pouvoit pas faire grand fond
fur l'application ; on ne favoit
d'autre moyen de les foutenir
autour du corps , que le fcapulaire ou l'épantiere dans les Bandages à deux côtés ; la plaque
étoit compofée d'une feule piece
percée pour le paffage du pénil ,
ce qui ne pouvoit manquer de
la rendre inégale , peu exacte ,
& incapable de contenir fûrement les parties. Malgré les défauts de ces Bandages , ils ne
laiffoient pas d'opérer quelques
guérifons. Paré fait mention d'un
Prêtre de la Paroiffe S. André-
des-Arcs , attaqué de cette maladie , qu'il guérit à l'âge de quarante ans , par le Bandage &
fes remedes. Il parle encore de

quelques autres guérifons obte-
nues par l'ufage feul du Bandage , & il en conclut, contre
les châtreurs de fon temps ,
ce que l'on pourroit en conclure
encore aujourd'hui contre ceux
du nôtre : *qu'il ne faut pas fe*
preffer de mutiler , comme ils
font, *les jeunes garçons.*

Maintenant , la Chirurgie eft
trop éclairée pour fe permettre
de femblables mutilations ; elles
font la honte des hommes , qui ,
dans leur enfance , ont été les
victimes malheureufes de l'aveugle crédulité de leurs parens; c'eft
peut-être de là , pour le dire en
paffant, que dérivent la diffimula-
tion & le profond fecret dans lefquels fe cachent les perfonnes affli-

b 4

gées de cette fâcheuse infirmité.
Heureusement ils peuvent trouver, dans les lumieres de la Chirurgie moderne, de quoi bannir leurs allarmes fausses ou réelles ; elle saura, sinon guérir leurs maux, au moins les soulager, sans les dépouiller des marques précieuses de leur virilité.

Pigray, disciple de Paré, fait voir, par des exemples frappans de morts inopinées, les dangers de la plupart de ces opérations, qu'il tend à proscrire, à l'exemple de son illustre Maître ; cependant il regarde encore les Bandages comme des moyens qu'il réserve aux jeunes enfans ; car bien qu'il les conseille pour les adultes, il ne paroît pas en attendre grand succès.

Du temps de Fabrice d'Aquapendente , on commençoit à se
servir de différentes matieres ,
pour la composition des Bandages , & même du fer dont nous
nous servons aujourd'hui, comme
on peut s'en convaincre par la
lecture de ses opérations Chi-
rurgicales : « Si la dilatation est
» considérable , dit cet excellent
» Auteur , on y remédie par les
» médicamens & par le brayer,
» lequel se fait ou de linge plié,
» ou de bois, ou de fer. » Il
paroît qu'il avoit plus de foi
que nous aux topiques ; car il
ajoute : « Toutes ces opérations
» sont bien sûres, & souvent con-
» glutinent les parties », pourvu
que , sous le pelotton, ou le

couſſinet , on mette un cérat aſtringent qu'il décrit.

Ces Bandages n'étoient pas parvenus au dégré de perfection où ils ſont aujourd'hui ; ils ne laiſſoient pas de procurer les avantages les plus brillans , à l'aide des remedes & des topiques, que nous négligeons peut-être trop. Le même Auteur rapporte une anecdote bien propre à confirmer ce que j'avance : Un Chirurgien de ſon temps , qu'il nomme Horace de Norſie , Opérateur très-expert dans cette partie, faiſoit, chaque année , l'opération ſur plus de deux cents malades. Dès qu'il eût commencé à employer les Bandages & les Médicamens , il ne la faiſoit pas ſur vingt , parce

que, ajoute-t-il, ils guérissoient
par ces moyens. On voit, par ce
détail, l'empire du préjugé, &
les difficultés que l'on a eu a
reconnoître, d'une maniere effi-
cace, l'inutilité & la cruauté
de la plupart des opérations
qu'on tentoit alors pour la guérison de cette maladie si fréquente.
C'est le succès que l'on obtient
des Bandages, qui acheva de
désiller les yeux, & de proscrire
ces curations meurtrieres.

Les deux Lequin ont mis en
vogue les Bandages de fil de fer,
& ils avoient sur les Bandages
connus jusqu'alors, des avantages au moins apparens ; c'étoit
de se mieux mouler aux différentes
formes du corps, d'avoir plus

d'élafticité que le fer ; mais, comme ces avantages ne fe foutenoient pas long-tems, & qu'on ne pouvoit compter que pour quelques jours fur l'effet de ces machines , on ne tarda pas à s'en dégoûter.

Deblegny, qui parut vers le même-tems, mit les premiers dans le difcrédit, par les Bandages d'acier battu à froid qu'il prôna, avec Enthoufiafme. Il recommande quelquefois les Bandages de fil de fer, peut-être pour s'accoutumer au goût du public, qui n'en étoit pas encore bien défabufé. Ce qu'il y a de certain, c'eft que l'acier battu à froid, a une élafticité plus durable, & un point d'ap-

pui plus solide que le fil de fer.
Cependant, à la longue, il perd
comme ce dernier, ces qualités,
& n'a jamais la solidité constante
des lames composées de fer &
d'acier bien trempé. Delaunay,
Chirurgien Herniaire, fut l'in-
venteur de plusieurs Bandages
qui ne sont pas tous d'un
égal mérite. Son Bandage d'a-
cier à vis, n'est pas à mépriser
pour les personnes grasses, dont
les Hernies sont difficiles à contenir, ou qui ne peuvent sup-
porter les sous-cuisses. Il donne
plus que les autres, la facilité de
graduer la pression convenablement. Il est vrai que si le pas de
la vis s'use, ce qui arrive plutôt ou
plus tard, il perd cet avantage;
mais qu'est-ce que le tems ne

détruit pas ? Un autre défaut c'eſt de laiſſer échapper les parties ſupérieurement , tandis qu'il comprime trop bas : mais ce défaut n'eſt pas irréparable.

Le Bandage à charniere, de ſon invention , qu'il vante pour la commodité du tranſport dans les voyages, offre autant de volume, & plus de peſanteur que les Bandages ordinaires , & n'a pas la même ſûreté dans l'application. Ce n'eſt donc pas ſans raiſon que l'on en a preſcrit l'uſage. On trouve encore , du même Auteur, un autre Bandage à cercle d'acier , à reſſort, que l'Académie de Chirurgie a honoré de ſon approbation : ce Bandage devient propre aux deux côtés ;

par le moyen d'une seconde platine, dont la queue passe dans la premiere, & se fixe à telle distance, qu'il convient pour porter sur l'un & l'autre anneau. Cette platine est arrêtée par une vis qui rentre & reste dans l'écrou pratiqué à la premiere platine, pour former le Bandage à deux côtés. Ce Bandage, considéré comme simple, est excellent : cependant, par rapport à l'étoffe, je préférerois un mélange de fer & d'acier, qui est d'une élasticité plus solide & plus durable. Je ne vois pas ce que l'on gagne à rendre ce Bandage propre aux deux côtés par le moyen qu'on vient d'exposer. On ne peut regarder comme un avantage dans un même fujet, cette facilité de rapprocher ou de reculer les pelottes à fon gré, puifque les ouvertures gardent conftamment le même fiege ; à quoi bon rendre amovible les pelottes qui les recouvrent ? A moins qu'on ne veuille étendre leur ufage à plufieurs fujets, ce qui peut devenir utile dans les magafins que l'on eft obligé de faire pour les hôpitaux ou les infulaires, qui ne font pas à portée des Chirurgiens Herniaires : mais ce qui l'emporte, dans le plus grand nombre des cas, fur cette invention, c'eft le Bandage vulgairement appellé Bandage à demi-corps. Il confifte en deux Bandages fixés poftérieurement par une

une boucle : nous nous étendrons ailleurs fur fon utilité. Il y a bien des années que ce Bandage eft connu ; je ne fais à quel titre un Auteur moderne s'en attribue l'invention.

Berenger publia, vers le même tems, un traité des Hernies, qui fent un peu le charlatanifme. Il préconife fes Bandages, qu'il ne décrit pas ; il éleve au-deffus de tous les remédes communs, fes Panacées, Elixirs, Baumes, Emplâtres, & un magafin d'autres myftérieufes recettes de cette nature ; de forte qu'on ne voit pas fi les Bandages lui doivent quelque perfection réelle.

Feu M. Suret a inventé pour l'Exomphale un nouveau Ban

dage fort ingénieux , & qui , par le moyen d'un reffort de montre qui fe trouve logé entre deux plaques , prête merveilleufement aux mouvemens d'infpirations , & à toutes les attitudes que peut prendre le corps fucceffivement. On regarde ce Bandage comme un chef d'œuvre digne de la Chirurgie moderne ; auffi l'Académie de Chirurgie l'a-t-elle honoré d'une approbation diftinguée. M. Suret ajoute, qu'il a employé ce Bandage avec le même fuccès : mais avec des modifications différentes (bien entendu) pour contenir des paquets d'hémorroïdes.

Cette perfection dans les Bandages, & les différens changemens qu'eſt à même de faire un Chirurgien éclairé ſur la nature des parties, & ingénieux dans ſes recherches, devroient opérer des guériſons journalieres. Et peut-être feroient-elles plus communes, ſi l'on négligeoit moins les moyens que les anciens joignoient avec fruit à leurs contentifs, tous imparfaits qu'ils étoient. Je conviens que l'application de ces moyens n'eſt pas toujours propoſable.

Les Médicamens ne ſont pas toujours utiles : ſouvent la cure palliative eſt la ſeule qu'on doive raiſonnablement tenter ; & lors même que les Médicamens ſont indiqués, ils peuvent devenir dangereux de mille manieres

entre les mais des Chirurgiens
qui les proſtituent, ſi j'oſe me
ſervir de ce terme.

Les Bandages que je vois dé-
-biter tous les jours par des bour-
ſiers ou autres faiſeurs de cette
trempe, ont ſouvent le même
ſort. A quels périls ne s'expo-
ſent pas les malades, qui prodi-
guent leur confiance à des gens
que l'on peut taxer d'ignorance :
car c'eſt manquer de connoiſſance, d'humanité, que de
vouloir guérir des maux qu'on
ne connoît pas. Moins on voit
de dangers, plus on en court.
Auſſi n'eſt-il pas rare de voir
leurs machines fomenter les
maux des malades qui les portent, & au lieu de les prévenir,

les rendre fouvent incurables,
ou mortels.

Ce qui décele dans ces ouvriers
l'impéritie la plus groffière , c'eft
que j'ai vu des brayers appliqués par eux fur des bubons.
Y a-t-il erreur moins excufable ?
En fuppofant qu'ils euffent pris
la tumeur pour une Defcente ,
pouvoient-ils raifonnablement fe
permettre l'application d'un Bandage , fans auparavant avoir
rendu les parties à l'ordre naturel ? Quels avantages , fans cette
précaution , avoient-ils à attendre de leur manœuvre ?

Tous les Bandages peuvent
être utiles, j'en conviens : & l'expérience m'a appris qu'il n'y
en a pas tant à rejetter que l'on

croit de l'arfenal de Chirurgie. J'ai vu quelques-unes de ces machines, dont la profcription eft générale, remplie parfaitement des indications auxquelles d'autres plus eftimés, & plus eftimables en effet n'avoient fu fatisfaire : c'eft pour cela même que leur choix demande plus de favoir & d'intelligence. Les ignorans font les meilleurs remédes ! autant de poifons qui tuent infailliblement les perfonnes affez téméraires pour s'y livrer : à l'ombre d'une routine quelquefois heureufe & toujours aveugle, ils affrontent intrépidement tous les dangers, & finiffent par faire autant de chûtes que de pas.

On a vu dans cette efquiffe

légere quels progrès a fait la
Chirurgie des Bandages, depuis
environ cinquante ans. On verra,
j'espere, par la lecture de cet ouvrage, ce qu'elle a gagné du
côté de la doctrine dans ces
maladies.

Il est tems de dire un mot du
plan que j'ai suivi dans ce traité.
La plupart des Auteurs qui ont
écrit des Hernies, les ont ran-
gées selon la nature des parties
échappées. Cette distribution m'a
paru vicieuse, en ce que le plus
souvent on ne reconnoît quelles
sont ces parties, que par l'opération, ou après la mort, &
que l'on n'a, le plus ordinairement, pendant la vie, que des
probabilités à cet égard. Au

reste, demande-t-on quelle est la partie sortie? la premiere question tombe d'abord sur le siège de l'Hernie. C'est pour suivre cet ordre, qui m'a paru si simple & si naturel, que j'ai cru devoir déterminer leur genre par le lieu qu'elles occupent, & tirer leurs especes de la nature des parties comprises dans la tumeur.

J'ai cru devoir ajouter à ce Traité, un Chapitre sur l'Hydrocèle, maladie très-commune dans les enfans, ainsi que dans les adultes, suivi d'un formulaire que j'ai toujours employé avec succès dans cette maladie.

L'ART

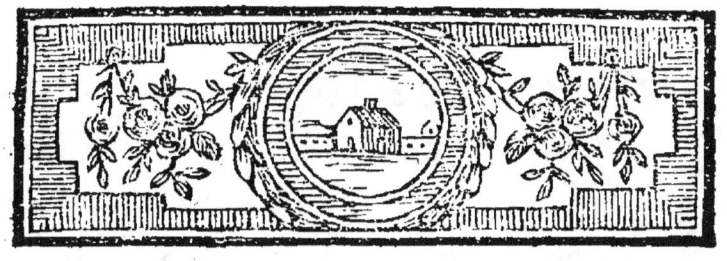

L'ART

DE GUÉRIR

LES HERNIES

OU

DESCENTES.

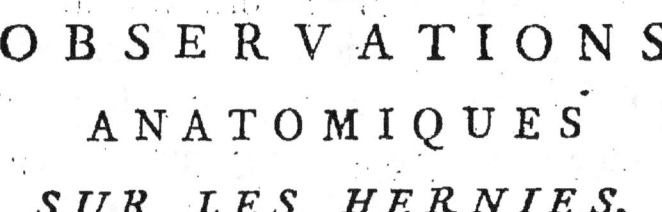

OBSERVATIONS

ANATOMIQUES

SUR LES HERNIES.

LES Anatomistes sont dans l'usage de diviser le corps humain en tête, en tronc & en extrémités. Le tronc comprend la poitrine & le bas-ventre.

A

Cette derniere cavité eft le théâtre ordinaire des maladies que nous nous propofons de traiter ; & c'eft auffi de fa defcription que nous allons nous occuper.

On entend par le bas-ventre, toute cette grande cavité qui s'étend depuis le diaphragme jufqu'au fond du baffin des os innominés.

La partie antérieure de cette capacité n'eft compofée que de parties molles, ce qui la rend plus extenfible & plus mobile. La partie poftérieure eft foutenue par plufieurs os pofés les uns fur les autres, & articulés entr'eux. Ces os font appellés *vertebres*, & leur bafe eft appuyée fur un os pyramidal, dont la pointe eft en bas ; il fe nomme *os facrum*. Les parties latérales font, en partie, offeufes, en-haut par les fauffes côtes, & en-bas par les os innominés.

La ligne centrale du ventre fe partage en trois régions, qui font, la fupérieure ou épigastriques, la moyenne ou ombilicale, l'inférieure ou hypogastrique ; & postérieurement ces régions n'en font qu'une, connue sous le nom de *région lombaire.*

La région épigastrique commence au creux de l'estomac, sous la pointe du cartilage xiphoïde, & se termine au-dessus du nombril, vis-à-vis l'extrémité de la derniere fausse côte de chaque côté. Cette région est subdivisée en trois parties. La moyenne est nommée *épigastre*, & les deux latérales *hypocondres* ; l'épigastre est l'intervalle que laissent les fausses côtes antérieurement ; & les hypocondres font les espaces que couvrent latéralement les fausses côtes.

La région ombilicale s'étend depuis les fausses côtes jusqu'à la crête de l'os des îles. Cette région se subdivise encore en trois autres ; savoir, en ombilic proprement dit, & en régions iliaques, droite & gauche. La région hy-

pograftrique comprend l'efpace qui fe
rencontre depuis le point inferieur de
la région ombilicale jufqu'en bas. Elle
eft encore divifée en trois parties, qui
font, une moyenne appellée *pubis*,
& deux latérales nommées les *aînes*.

La région lombaire, qui eft la partie
poftérieure du bas-ventre, s'étend depuis la derniere vertèbre dorfale &
les dernieres vraies côtes de chaque
côté jufqu'à l'os *facrum*. Les parties
voifines de la crete de l'os des îles latéralement font les lombes, & la partie
moyenne eft ce que dans les animaux
on appelle le *rable*.

La partie inférieure du *pubis* eft antérieurement terminée par les parties
naturelles dans l'un & l'autre fexe, &
poftérieurement par les feffes & par
l'*anus*, vulgairement appellé le *fiege*
ou le *fondement*.

L'efpace qui fe rencontre entre l'a-
nus & les parties naturelles, prend le

nom de *périné*. Il eft féparé en deux
portions latérales par une ligne faillan-
te appellée *raphé*, qui a plus d'étendue dans l'homme que dans la femme.
Le ventre préfente ordinairement une
convexité ovale plus ou moins voûtée,
felon l'embonpoint du fujet, felon la
plénitude ou la vacuité de l'eftomac,
& les différens états non naturels, ou
contre-nature auxquels il eft expofé.
Il eft bon d'obferver que les régions
ombilicales & hypogaftriques font plus
fufceptibles de variété que l'épigaftrique.

Le ventre fe retrécit de chaque côté
entre l'hypocondre & la hanche. La région lombaire fe courbe plus ou moins &
forme un enfoncement plus ou moins
confidérable : cet enfoncement, ainfi
que la convexité antérieure font plus
marqués, lorfque l'on eft à genoux
ou debout, que dans toute autre fituation. La raifon, c'eft qu'alors l'extré-

mité inférieure de l'os *facrum* eft plus
reculée, & l'os *pubis* abaiffé dans un
dégré proportionnel : ces deux attitudes
favorifent la chûte des inteftins en devant, c'eft pourquoi les Herniftes doivent les éviter. Les autres variétés qui
dépendent de différentes fituations ,
font moins remarquables.

Je me borne à ces fimples obfervations ; des détails plus approfondis fe-
roient des volumes.

Le bas-ventre eft compofé de deux
fortes de parties, que l'on diftingue en
externes ou contenantes, en internes ou
contenues. Les premieres font communes ou propres. Les parties contenantes communes font, l'épiderme , la peau
la graiffe, &c. Elles font ainfi appellées ,
parce qu'elles enveloppent tout le corps.
On met au nombre des parties contenantes propres & particulieres au bas-
ventre , les os, les membranes , les
mufcles, &c.

Les parties contenues dans la capacité du bas-ventre, font le foie, la vef-
ficule du fiel, la rate, le ventricule, les
inteftins le méfentere, le pancréas,
les reins, les ureteres, la veffie, une
partie des gros vaiffeaux, les nerfs &
les parties internes de la génération des
deux fexes.

Des parties contenantes.

Nous ne nous arrêterons point à décrire les os, nous en fuppofons la connoiffance à nos lecteurs; au refte, ils
peuvent confulter les Livres anatomi-
ques. Je me contente ici d'expofer les
parties qui offrent des obfervations particulieres & relatives aux maladies dont
je parlerai dans le cours de ce traité.

Nous avons dit que les tégumens
communs font compofés de trois parties; favoir, l'épiderme, la peau & la
graiffe.

L'épiderme, qu'on appelle encore la *cuticule* ou la *furpeau*, eft une pellicule mince & tranfparente, qui recouvre la peau à laquelle elle eft fortement attachée. On croit qu'elle eft écailleufe ; mais cette ftructure n'eft pas encore démontrée : tout ce que l'on fait, c'eft que l'eau bouillante, les véficatoires, un frottement répété la détachent & la font élever en maniere de veffie. M. Morgagni prétend qu'elle n'eft autre chofe que la fuperficie de la peau endurcie par l'action de l'air extérieur. Mais fi cela étoit, le fœtus, qui n'a pas encore été expofé à fon action, n'auroit point d'épiderme ; ce qui éft démenti par l'expérience.

Il eft plus vraifemblable qu'elle doit fa naiffance à l'expanfion réfpective des papilles nerveufes & des tuyaux excrétoires. Ce qui paroît étayer cette conjecture, c'eft que Swammerdam dit avoir découvert, par l'injection, des vaiffeaux fanguins dans l'épiderne du fœtus. Entre les différens ufages de l'épiderme, les plus remarquables, font 1.º de modifier l'attouchement des corps tactiles fur les houpes nerveufes de la peau ; 2.º d'empecher l'effufion des liqueurs par l'extremité des vaiffeaux qui s'y terminent ; 3.º de donner paffage aux évacuations cutanées & aux corpufcules médicamentaux qu'on y applique , &c.

La cuticule étant détruite, fe préfente la peau , qui eft un tiffu merveilleux de fibres membraneufes, tendineufes , nerveufes & vafculaires; c'eft la complication de cette ftructure qui l'a fait comparer par M. Winslou à l'étoffe d'un chapeau. Sur la furface de ce lacis vafculaire , s'éleve une infinité de petites pyramides, formées par les extrémités des fibres nerveufes. On les a appellées *mamelons*, ou *houpes nerveufes* : Elles font l'organe de la fenfa-

tion du toucher dans toute l'étendue
du corps. Leur arrangement, leur quantité, leur figure, varient selon les différentes parties; par exemple, elles font
moins marquées au ventre qu'ailleurs.
Ces papilles ou éminences nerveuses
font engagées dans les ouvertures d'une
membrane, qu'on a, pour cette raison,
appellée *réticulaire*. Sa structure n'est pas
encore bien développée; car on doute
si cette membrane appartient à l'épiderme, ou aux mamelons, ou si elle
compose elle-même une membrane par-
ticulière. Ce que l'on sait, c'est que
ces mamelons nerveux, après avoir
traversé son épaisseur, vont se perdre
dans l'épiderme par une infinité de fibres très-fines & très-déliées.

Malgré la forte adhérence de l'épiderme à la peau, on ne laisse pas de découvrir entr'eux une substance mucila-
gineuse, qui a pris le nom de *corps
muqueux*. On le croit le siege de la

couleur des Négres ; ce qui paroît cependant détruit par les expériences de
M. Littre. Outre les trous des oreilles,
de la bouche, du nez, &c. il y en a
encore une infinité d'autres, qui ne font
vifibles qu'au moyen du microfcope : de
ces trous, les uns fervent à la fortie des
poils, & les autres aux différentes ex-
crétions de la peau. Ces derniers font
appellés *pores* ; ils aboutiffent à des
glandes placées à la furface interne de
la peau, fur l'exiftence defquelles les
Anatomiftes ne font pas d'accord.

L'épaiffeur de la peau n'eft pas la même par tout le corps. Au ventre, elle
eft d'une texture plus ferrée, & réfifte
davantage à l'action des corps.

Quoi qu'il en foit, elle n'en eft pas
moins fufceptible d'une extenfion &
d'une élafticité furprenante, témoin le
ventre des hydropiques & celui des femmes enceintes. Si l'on veut une preuve
plus complette & plus démonftrative

de cette élasticité, on la trouvera dans une observation de Meckreen : Un Espagnol, âgé de 22 ans, prenoit la peau de l'épaule droite & de la poitrine, & la mettoit par deſſus ſa téte. A peine la quittoit-il, qu'elle ſe rétabliſſoit dans l'état naturel. Il étendoit auſſi la peau de ſon genou droit de la longueur d'une demie-aune. *Obſ. medico-chir. cap.* 32.

Il cite, pour témoins de ce fait, MM. Van-Horne & Silvius.

Sous la peau, eſt placée la membrane adipeuſe, que M. Lieutaud appelle *tiſſu caverneux*; ce n'eſt en effet qu'un entrelacement de fibres membraneuſes, diſpoſées en cellules, qui ont une communication reſpective. La liqueur qu'elles contiennent eſt un ſuc huileux, que l'on nomme *graiſſe*. L'interſtice des muſcles, ou leur duplicature, ſont les endroits où elle abonde davantage. Le méſentere, où l'épiploon, s'en trouvent quelquefois furchargés, ce qui eft une caufe éloignée des hernies.

Après les tégumens communs, viennent les propres, qui font les mufcles. On en compte dix, cinq de chaque côté. Ils ont tous des noms particuliers qu'ils doivent à la direction de leurs fibres, à leur fituation ou à leur figure. Ces mufcles font les obliques, diftingués par les Anatomiftes en grand & petit oblique, ou en oblique externe & interne, les droits, les traverfes & les pyramidaux. Ces derniers manquent dans certains fujets ; mais alors on prétend que les mufcles droits font plus forts en cet endroit ; ce qui n'eft pas conftamment vrai.

Tous ces mufcles, fi l'on en excepte les droits, viennent antérieurement fe confondre & former, par l'entrelacement de leurs fibres aponévrotiques, cette ligne mitoyenne connue fous le nom de *ligne blanche.*

Le plus externe & le plus confidérable de ces muscles, eft le grand oblique, ou oblique defcendant. Ce mufcle eft moitié charnu & moitié aponévrotique. Dans fes parties fupérieure,
poftérieure & inférieure, il eft charnu, & aponévrotique dans toute la partie antérieure, tant fupérieure qu'inférieure; avec cette différence cependant
que dans cette partie fupérieure, il n'a,
tout au plus, que deux travers de doigts
d'aponévrofes; mais à mefure qu'il defcend, l'aponévrofe augmente au point
que dans fa partie inférieure il eft prefque tout-à-fait aponévrotique. Sa portion fupérieure ou charnue, s'attache
obliquement de bas en haut & de devant en arriere aux huit dernieres côtes, par autant de dentelures angulai-
res qui s'engrainent avec celles des
muscles grand-dentelé, dentelé poflé-
rieur & inférieur, & grand - dorfal;
lefquelles ne font féparées que par une

ligne tendineufe, plus fenfible à la face interne de ce mufcle qu'à l'externe.
Ce mufcle décrit, par fes attaches aux
côtes, à peu près un fegment de cercle dont la partie inférieure eft recouverte par la partie inférieure du grand
dorfal. Depuis la derniere des fauffes
côtés jufqu'à la tubérofité de l'os des
îles, ce mufcle n'a d'autre attache qu'un
tiffu cellulaire ; & après avoir jetté des
attaches aux côtes, il fe porte en defcendant plus ou moins de devant en
arriere. La direction de fes fibres varie.
Les plus fupérieures fe portent prefque
horifontalement, & à mefure qu'elles
defcendent, elles prennent plus d'obliquité, de maniére que les inférieures &
poftérieures font perpendiculaires. La
portion aponévrotique, qui eft plus confidérable, a une figure prefque triangulaire, dont un dés angles eft fupérieur, & deux font inférieurs. Cette
portion aponévrotique eft d'un tiffu

plus ferré & plus denfe dans fa partie inférieure que dans fa fupérieure : car dans certains fujets, & fur tout dans ceux qui ont beaucoup d'embonpoint, les fibres de cette derniere partie font affez laches, & laiffent des efpaces remplis par un tiffu cellulaire.

La partie inférieure s'attache à la lévre externe de l'os des iles, depuis fa tubérofité jufqu'a fon épine antérieure & fupérieure, & femble meler quelquesunes de fes fibres avec les attaches du fafcia lata & du couturier. Arrivée à cette épine, cette aponévrofe fe replie, en fe portant de dehors en-dedans, & de derriere en-devant, & forme par cette contournure en partie l'arcade inguinale. Un peu avant que d'arriver à l'os *pubis*, cette même aponévrofe fe partage en deux bandes, qui laiffent entr'elles un intervalle oblong, connu vulgairement fus le nom d'*anneau* ; il fert à donner paffage de chaque côté aux

vaiffeaux

vaiffeaux fpermatiques dans l'homme, & aux ligamens ronds dans la femme. Cet intervalle eft garni d'un tiffu cellulaire.

Des deux bandes dont nous venons de parler, la plus poftérieure, qui eft la plus courte, s'attache toujours en fe repliant de dehors en-dedans, à la partie moyenne de la fymphyfe du pubis; & la bande antérieure & la plus longue defcend obliquement fur la fymphyfe de cet os, pour s'attacher, en entrelaçant fes fibres, avec celles de la pareille bande du mufcle de l'autre côté, à la branche oppofée du *pubis*. Toute cette partie inférieure de l'aponévrofe, tant celle qui concourt à la formation du ligament inguinal, que celle qui donne paffage aux vaiffeaux, eft fortifiée & tendue par une expenfion de fibres aponévrotiques du *fafcia-lata*; tellement que dans la diffection, lorfque l'on veut introduire le doigt fous

B

l'arcade inguinale, il faut détruire, avec
le scapel, cette expansion. Après sa des-
truction, le ligament demeure très-lâche. Selon M. Winslou, cette expansion collatérale est peu sensible dans les
enfans. C'est vraisemblablement une des
raisons qui rend chez eux les Hernies
si communes ; comme c'est elle aussi,
qui avec le temps & les soins, doit rendre leur guérison plus facile & plus
assurée : car il a observé que cette expansion devient, avec l'âge, plus ferme
& plus épaisse à mesure qu'elle descend
vers l'os *pubis*, & qu'elle devient dure
& comme sèche dans la vieillesse ; ce
qui rend, ajoute ce célèbre Anatomiste, les Hernies plus fâcheuses aux vieillards qu'aux jeunes gens. Il semble que
cette disposition devroit être favorable
à leur guérison, quand elles sont bien
maintenues ; & c'est en effet ce que
l'expérience confirme. J'ai vu de ces
guérisons dans cinq à six vieillards,

dont l'un avoit quatre - vingt - deux ans.

Ce muscle, dans toute sa partie antérieure, c'est-à-dire, depuis le cartilage xipoïde jusqu'au *pubis*, se joint en entrelaçant ses fibres à celles du muscle oblique externe du côté opposé, & cet entrelacement concourt à la formation de la ligne blanche.

Le second des muscles du bas - ventre, est l'oblique interne, ainsi appellé, parce qu'il est placé sous le précédent. On l'appelle encore *petit oblique*, parce qu'il est le moins considérable des deux, & *oblique ascendant*, en raison de la direction de ses fibres, qui se portent obliquement de bas en-haut.

Ce muscle a une figure à peu près triangulaire, dont deux angles sont antérieure, & un postérieur : il semble prendre naissance par un principe charnu du milieu de la crête de l'os des îles, depuis la partie postérieure de la tubérofité, près de fa fymphyfe avec l'os facrum, jufqu'à l'épine antérieure & fupérieure entre les attaches du grand oblique & du tranfverfe. De-là fes fibres fe portent, en fe croifant, avec l'oblique externe de bas en-haut, & un peu de derriere en-devant, pour aller s'attacher, par des petites digitations charnues, aux extrémités des trois dernieres fauffes côtes & des mufcles intercoftaux qui y répondent. En cet endroit il devient aponévrotique, & s'attache aux extrémités des fauffes côtes fupérieures, & aux deux dernieres vraies : puis cette aponévrofe fe portant tranfverfalement, laiffe à l'extrémité du cartilage xiphoïde un petit efpace triangulaire dénué d'aponévrofe ; c'eft là que naît le plus facilement l'hernié de l'eftomac.

Les fibres charnues de ce mufcle font unies en quelques endroits par un tiffu cellulaire très-lâche, & fur-tout

chez les femmes qui ont eu des enfans,
ou beaucoup d'embonpoint ; ce qui l'a
fait diftinguer, par plufieurs Anatomiftes, en plufieurs portions. Les fibres de
la portion poftérieure fe portent direc-
tement de bas en - haut, de la tubérofité à la derniere fauffe côte, &
couvrent une portion du quarré des lombes, en s'attachant à l'aponévrofe qui
l'enveloppe ; à mefure que fes fibres deviennent plus antérieures, elles deviennent auffi plus obliques, en fe portant,
comme j'ai déja dit, de derriere en-
devant : de façon que les fibres de la
partie antérieure fe portent prefque
tranfverfalement de l'épine antérieure
de l'os des îles à l'os pubis, paffant,
fans s'y attacher, fous le ligament in-
gunal. Parvenues à l'intervalle que laiffe le grand oblique pour le paffage des
vaiffeaux fpermatiques ou des ligamens
ronds, il fe détache quelques faifceaux
de fibres charnues qui les accompagnent

& forment un mufcle particulier, dont nous ne parlerons point ici.

Ce mufcle eft, au contraire du grand oblique, plus aponévrotique dans fa partie fupérieure que dans l'inférieure : cette connoiffance eft importante par rapport aux Hernies ventrales. Cette aponévrofe, arrivée au bord externe, fe divife en deux feuillets, qui forment une gaîne particuliere aux mufcles droits. La lame extérieure eft fort adhérente à l'aponévrofe du grand oblique & aux interfeftions du mufcle droit, & l'interne à celle du mufcle tranfverfe. Ces deux lames, arrivées fur le bord interne du mufcle droit, fe rapprochent pour concourir à la formation de la ligne blanche.

Le mufcle droit, ainfi appellé à caufe de fa fituation & de la direftion de fes fibres, eft plus large en-haut qu'en-bas, & plus épais en-bas qu'en-haut. Il eft fitué à la partie antérieure de l'abdomen, & s'étend en ligne perpendiculaire depuis l'extrémité du *sternum*, en cotoyant la ligne blanche, jusqu'au *pubis*. Il est enveloppé de la gaîne formée par l'oblique interne, dans presque toute sa longueur, sa partie supérieure se trouvant recouverte de la portion supérieure du muscle grand oblique, qui communique avec le muscle pectoral. Ce muscle, par sa partie supérieure, s'attache, par un principe charnu, à l'extrémité inférieure du sternum, & aux trois dernieres vraies côtes par des especes de digitations, dont la plus extérieure est la plus large, & semble se confondre avec quelques fibres du grand pectoral par sa partie inférieure ; il s'attache par un tendon court & plat à la lévre interne du bord supérieur du pubis près de sa symphyse, où il se confond avec le tendon de son congénere. Il est entrecoupé par trois ou quatre in-

terfeɕtions tendineufes. Lorfqu'il n'y en
a que trois, elles font au-deffus de
l'ombilic ; & quand il y en a quatre, il
s'en rencontre une au-deffous. Ces in-
terfeɕtions avoient fait regarder par
quelques Anatomiftes les portions charnues qui fe trouvent entr'elles, comme
autant de mufcles particuliers placés les
uns au bout des autres, mais avec affez
peu de raifon ; car elles font toujours
moins fenfibles à l'intérieur qu'à l'extérieur ; & dans certains fujets elles ne
traverfent pas tout le corps du mufcle :
Elles font, comme nous l'avons déja
dit, très-adhérentes à la lame externe
de la gaîne du petit oblique.

Le quatrieme des mufcles de l'abdomen eft le tranfverfe ; il prend fon nom
de la direɕtion de fes fibres, qui fe portent tranfverfalement de derriere en-
devant. Sa figure eft triangulaire : il eft
aponévrotique

aponévrotique dans fes parties poſtérieure & antérieure, & fa partie moyenne eſt charnue. Il eſt attaché, par fa
partie fupérieure, à la partie interne
du bord des cartilages des dernieres
vraies côtes & des cinq fauſſes, par des
petites digitations qui fe trouvent proche des attaches du diaphragme, &
qui en font féparées par une ligne tendineufe aſſez fenſible, & une efpece de
dépreſſion. La partie inférieure s'attache, par un principe charnu, à la lévre
interne de la crete de l'os des îles, au ligament de Fallope, à l'os pubis, & fa partie antérieure, qui eſt entierement aponévrotique, à toute la ligne blanche,
à la formation de laquelle il concourt. La portion moyenne ou charnue
de ce mufcle finit à-peu-près à un travers de doigt du bord externe du mufcle droit, & de-là juſqu'à la ligne blanche il eſt encore aponévrotique,. Cette
aponévrofe eſt très-adhérente à la lame

C

poſtérieure ou interne du muſcle petit oblique, & au péritoine, ſpécialement aux environs de l'ombilic. La partie poſtérieure de la portion moyenne, qui eſt la plus étroite, ſe termine au bord du quarré des lombes par une double aponévroſe, qui enveloppe les muſcles quarrés des lombes & ſacro-lombaires. La lame externe ou poſtérieure, qui eſt très-adherente aux muſcles voiſins, s'attache aux apophiſes épineuſes, & l'interne ou antérieure aux apophiſes tranſverſes des trois premieres vertèbres des lombes.

Ce muſcle touche immédiatement le péritoine, auquel il eſt uni par un tiſſu cellulaire plus ou moins ſerré, ſuivant les différens endroits. Dans la partie antérieure, par exemple, il eſt tellement adhérent, qu'il faut des précautions infinies pour les ſéparer l'un de l'autre; mais à meſure que l'on va du côté de la partie poſtérieure, le tiſſu eſt plus lâche.

La partie moyenne ou charnue de
ce mufcle forme une infinité de faifceaux de fibres unis les uns aux autres
par un tiffu cellulaire affez lâche, fur-
tout chez les femmes qui ont eu plufieurs enfans ; ce tiffu cellulaire fe trouve rempli de graiffe chez les perfonnes
qui ont beaucoup d'embonpoint. Ceci
fe remarque encore dans les hydropiques. Un de mes amis m'a dit, qu'en
difféquant à l'hôpital de la Salpétriere,
dont il étoit alors éleve, une fille morte d'une hydropifie des ovaires, la préfence du liquide avoit occafionné dans
les mufcles tranfverfe & petit oblique
une diffenfion & une atonie fi confidérables, que les tégumens & le grand
oblique enlevés, il trouva dans l'étendue du ventre fix à fept petites Hernies ventrales, qui s'étoient formées
dans l'écartement des fibres mufculaires de ces mufcles.

C 2

Le dernier des mufcles du bas-ventre, eft le pyramidal. Il tient fon nom
de fa figure. Sa bafe eft au pubis fur l'o-
rigine tendineufe du mufcle précédent,
avec lequel il a une gaîne commune,
& fa pointe fe porte à la ligne blanche, où il fe termine fouvent plus bas
que le nombril, & très-rarement plus
haut, par un tendon très-court.

La ligne blanche eft fituée dans la
partie antérieure du ventre, qu'elle femble partager perpendiculairement en
deux parties égales. Elle s'étend depuis
le cartilage xiphoïde jufqu'à la fymphyfe du pub's à laquelle elle s'attache.
Cette ligne, comme nous l'avons dit,
en parlant des mufcles du bas-ventre,
eft formée par la réunion & l'entrelacement des fibres aponévrotiques des
mufcles grand & petit oblique, & du
tranfverfe ; elle eft beaucoup plus large
en-haut qu'en-bas, ayant jufqu'à trois

travers de doigt dans fa partie fupérieure, & à peine deux lignes dans fa
partie inférieure. Son tiffu eft plus ferré en-bas qu'en-haut : il ne fe rencontre dans toute fa longueur qu'une ouverture, qui eft celle de l'ombilic. Cette ouverture n'eft fermée extérieurement que par un repli de la peau, connu fous le nom du *nombril*, & intérieurement par le péritoine, qui y eft
très-adhérent, & fufceptible de dilatation. De-là viennent ces fréquentes
Hernies appellées *Hernies ombilicales*,
plus communes dans les femmes groffes & chez les perfonnes qui ont beaucoup d'embonpoint, que chez les gens
maigres. Elle fe diftend dans certains
états au point de faire diftinguer l'entrelacement des fibres aponévrotiques
qui la compofent.

Le péritoine eft la feconde & la derniere partie des tégumens propres du

C 3

bas-ventre ; c'eſt un ſac membraneux ,
compoſé d'une ſeule & même tunique
dans l'état naturel & ſans aucun prolongement ; ayant une figure ovoïde, dont
la portion la plus évaſée eſt dans la partie ſupérieure du ventre. Cette poche ,
dont l'intérieur eſt liſſe & poli, eſt ar-
roſée par une tranſudation continuel-
le, qui ſe fait dans l'état ſain par l'o-
rifice des vaiſſeux exhalans ſous la forme
de vapeurs. On excite cet écoulement
dans le cadavre en preſſant cette membrane ſur le doigt de-dehors-en-dedans.

L'extérieur de ce ſac tapiſſe tout
l'intérieur de l'abdomen , & fournit une
enveloppe & des ligamens à preſque
tous les viſceres de cette cavité ; il eſt
garni d'un tiſſu cellulaire , qui ne differe en rien de celui des autres parties
du corps. C'eſt par ce tiſſu qu'il eſt attaché à toutes ces parties. C'eſt auſſi lui
qui fournit les enveloppes & les gaînes

qui accompagnent les vaisseaux qui sortent du bas-ventre. Ces gaînes ou enveloppes sont regardées, par quelques Anatomistes, comme des productions du péritoine, & par ceux qui le croient composé de deux lames, comme des productions de la lame externe.

Cette membrane tapisse, comme nous l'avons déjà dit, tout l'intérieur du ventre, auquel elle est attachée par un tissu cellulaire plus ou moins serré, suivant les différens endroits ; elle est tellement unie au centre tendineux du diaphragme, à la ligne blanche, aux aponévroses des muscles transverses, que le scapel le plus adroit & le plus exercé a peine à l'en séparer sans lésion. Mais à mesure qu'elle se porte de la partie antérieure à la postérieure, ce tissu cellulaire devient plus lâche, & principalement dans les régions lombaires sur les muscles psoas & iliaques, au-dessus de la symphyse des os pubis.

C 4

Le péritoine arrivé fur les parties latérales du corps des vertébres, toujours attaché par le tiffu cellulaire, fe réfléchit de la partie poftérieure vers la partie antérieure, & forme, par cette réflexion, un replis ou enfoncement très-remarquable, qui non-feulement retient & enveloppe les inteftins, mais qui foutient encore, par le moyen d'un tiffu cellulaire plus ou moins confidédérable, les vaiffeaux fanguins, chiliferes, nerveux, & autres qui en dépendent. Cette partie du péritoine, appel. lée en général *méfentere*, prend différens noms, felon les différens inteftins qu'elle enveloppe. La portion qui recouvre les inteftins-grêles, eft nommée *mezereon*; celle qui attache le colon, *mezocolon*, &c.

Outre ces attaches, le péritoine fournit une enveloppe à l'eftomac, au foie & à la rate, & des ligamens à ces deux derniers vifceres; il recouvre la partie

fupérieure & antérieure de la veffie ,
& fa partie poftérieure jufqu'à fon cou ;
de-là il remonte , dans les hommes , en
recouvrant l'inteftin rectum antérieurement ; dans les femmes , il remonte
fur la partie fupérieure & antérieure du
vagin , & toute la face antérieure de la
matrice. Arrivé à la partie fupérieure
de ce vifcere , après avoir enveloppé
les ovaires, leurs ligamens & les trompes,
il fe plonge , en recouvrant la partie
poftérieure , jufqu'à deux ou trois travers
de doigts du vagin. De-là ce repli fe
porte de chaque côté aux parties latérales du baffin qu'il partage en deux,
& forme , par cette cloifon , deux lames aux côtés de la matrice, appellées
ligamens larges. Le péritoine parvenu
à la partie du vagin dont nous avons
parlé , remonte, en recouvrant la partie antérieure de l'inteftin rectum , jufqu'à la partie fupérieure duquel il demeure fixé latéralement ; en cet endroit

il forme, fi l'on tire la matrice en-devant, deux replis, appellés par M. Petit, *ligamens poftérieurs*, & auxquels il attribue les douleurs de reins, dont les femmes fe plaignent pendant la groffeffe. A la partie antérieure, le péritoine a encore quatre replis, plus fenfibles dans les enfans nouveaux nés que dans les adultes. Ils font formés par les vaiffeaux du cordon ombilical; le premier eft celui qui répond à la veine, nommée par les Anatomiftes, *ligament fufpenfeur du foie*; il fe termine à ce que l'on appelle la *porte de ce vifcere*.

Le fecond, qui va à la veffie, eft formé par l'ouraque; & les deux autres, qui font latéraux, ne font autre chofe que les arteres du cordon; lefquelles s'oblitérant avec le temps, prennent une forme ligamenteufe.

Des Parties contenues.

L'Épiploon. L'épiploon eft une membrane graiffeufe , qui flotte fur les inteftins & les recouvre ; c'eſt pourquoi on l'appellé *coëffe* , du mot latin *omentum* : ce fac membraneux eſt comparé , par les Anatomiſtes, à une gibeciere vuide ; il eſt compofé de deux lames très-fines, plus garnies de graiſſe dans les endroits où rampent les vaiſſeaux fanguins , qu'ailleurs. Ces feuillets membraneux ſont des prolongemens du tiſſu cellulaire du péritoine.

Il a ſes attaches à l'eſtomac, au foie, à la rate , au colon , au pancréas , aux vaiſſeaux biliaires , au diaphragme , au duodenum , au méſentere.

Il y a encore une autre portion épiploïque, que M. Winſlou appelle *petit épiploon*, que nous ne décrirons pas.

Quant à l'étendue de l'épiploon, communément il ne paſſe pas l'ombilic ; mais il n'eſt pas rare qu'il deſcende juſques dans les bourſes, fpécialement du côté gauche , & quelquefois même du côté droit. Cette conformation eft primitive ou fecondaire. Dans le dernier cas , c'eft à la graiffe qui le fubréfie & le furcharge qu'il faut s'en prendre ; & c'eft elle auffi qui met tant de variété dans fon volume. Son poids ordinaire , felon Riolan, eft de demi-livre ; & Vefale en a vu un qui pefoit cinq livres. On lit dans la 72.ᵉ Obfervation de la 2.ᵉ Centurie de Fabrice de Hilden, qu'il trouva à l'ouverture d'un cadavre un épiploon fquirreux pefant 56 livres.

L'épiploon tient fes arteres de la divifion de la cœliaque. Comme elles lui font communes avec l'eftomac, on les a appellées *gaftro-épiploïques droite & gauche.* Les premieres répondent à l'ar. tere hépatique, & les gauches à la fplénique. Les unes & les autres communiquent avec la coronaire ftomachique , & avec les méfentériques. Les nerfs lui

viennent de la paire vague & de l'intercoftale.

Il y a dans l'homme, comme dans les
animaux, un canal continu, qui commence à la bouche & finit à l'anus. La
partie de ce canal, qui s'étend depuis
l'arriere-bouche jufques fous le diaphragme, s'appelle *œfophage* : à fa fuite
vient le venticule ou l'eftomac, qui eft
une poche membraneufe & mufculeufe, repréfentant affez bien la figure d'u-
ne cornemufe : il eft fitué tranfverfalement fous le diaphragme, entre le foie
& la rate, dans les régions épigaftrique
& ombilicale. Il y a deux ouvertures
ou deux orifices, placés l'un à droite &
l'autre à gauche, dans fa partie fupérieure. L'intervalle qui fe trouve entr'elles eft connue fous le nom de
petite courbure; l'efpace qui fe voit
inférieurement fe nomme *grande courbure*.

L'orifice gauche ou fupérieur, appellé *cardiaque*, eſt continu au canal dont nous venons de parler. Cet orifice eſt ſitué vers la onzieme vertèbre du dos : il eſt plus grand & plus épais que l'autre, & ne s'ouvre que pour le paſſage des alimens, ſi ce n'eſt dans certaines diſpoſitions contre-nature.

L'orifice droit ou inférieur, appellé *pilore*, eſt moins large que le précédent. Il ſe termine par une eſpece d'anneau autour duquel la membrane interne de l'eſtomac forme des rides. Cet anneaux s'avance dans le duodenum. Le ventricule étant membraneux & muſculeux, eſt ſuſceptible de retréciſſement & d'extenſion : les grandes abſtinences & la voracité de certains hommes en font la preuve. Ruiſch a vu ce viſcere tellement retréci, qu'il n'avoit pas plus de capacité qu'un boyau. Plempius dit avoir diſſéqué publiquement à Amſterdam un ſujet, dont l'eſtomac contenoit neuf pintes de liquide, tandis que dans l'ordre naturel à peine en peut-il contenir cinq. On a vu quelque chofe de plus furprenant encore ; Un Sacriftain de l'Églife de l'Hôpital de la Salpétriere mourut d'une tumeur fquirreufe au pilore. L'eftomac de cet homme avoit acquis une telle diftenfion, par l'abondance d'eau minérale dont on lui avoit fait faire ufage, qu'il fe trouva defcendu fix travers de doigt au-deffous de l'ombilic, & touchoit prefque la veffie, avec laquelle l'épiploon avoit contracté des adhérences : cet eftomac, qui fut trouvé plein, contenoit onze pintes de liquide.

L'eftomac eft compofé de quatre tuniques, qui font *l'externe*, qui vient du péritoine ; la feconde, qui eft *mufculeufe*, la *vafculaire* & *l'interne*.

Les arteres de l'eftomac partent du tronc de la cœliaque, & font la *coronaire ftomachique* & les *gaftriques droite* & *gauche*. L'eftomac reçoit des nerfs de la paire vague & des fympatiques ou de l'intercoftale.

Les Inteftins. On entend par les inteftins ou autre-ment les boyaux, ce canal membra-neux, mufculeux & cylindriaque, qui, partant du pilore, va, en faifant une infinité de circonvolutions, fe termi-ner à l'anus.

Quoique ce conduit foit d'une feule piece, les variétés qui s'y rencontrent en divers endroits l'ont fait diftinguer par les Anatomiftes, en *petits* ou *grê-les*, & en *gros*; les petits, dont le calibre eft plus étroit & les parois plus minces, font divifés en inteftins duodenum, en jejunum & en ileon, & les gros font connus fous le nom de *cæcum*, de *co-lon* & de *rectum*.

Le Duode-num. Le duodenum, le premier des grê-les, ainfi nommé à caufe de fa longueur d'environ douze travers de doigts, com-mence au pilore : il eft placé tout en-tier dans la partie gauche du ventre,

puis

puis fe portant vers la groffe extrémité du pancréas, il forme un contour vers la droite, où il prend le nom de *jeju-num* ; le duodenum eft recouvert par le péritoine, & tellement engagé dans un tiffu cellulaire, qu'il ne fauroit changer de place.

Le jejunum prend fon nom du peu de féjour que font les matieres dans fa cavité ; on vient de voir où il commence. Sa longueur eft d'environ une aune & demie ; il fait plufieurs contours au-deffus du nombril, où il fe termine. Cet inteftin s'engage le plus fouvent dans l'Hernie de l'ombilic.

Le Jejunum

Le troifieme des gréles, qui a fon fiege fur les os des îles, la fait nommer *ileon*, eft long d'environ vingt palmes ; il occupe prefque toute la partie inférieure de l'ombilic, fait plufieurs circonvolutions vers les aines ; & parvenu du côté droit, il remonte & va finir à la partie latérale gauche, où il perd fon nom

L'Ileon

D

pour prendre celui de *colon*. L'ileon eſt
le boyau qui entre dans la plupart des
Hernies des aînes. On voit par ſa ſituation, qu'il peut auſſi concourir à l'Hernie ventrale. C'eſt de cet inteſtin que
la colique, dans laquelle on vomit les
excrémens, a pris le nom de *paſſion
iliaque*, parce qu'il paroît y jouer le
plus grand rôle. Riolan dit avoir vu
trois appendices fort éloignés les uns
des autres, & attachés à cet inteſtin.
Des trois gros inteſtins, le premier eſt

Le Cœcum.

le cœcum, remarquable par ſa ſituation & ſa forme; ſa longueur ordinaire eſt tout au plus de quatre travers de
doigts : c'eſt une eſpece de cul-de-ſac,
placé devant le rein droit, dont le fond
eſt en-bas & l'ouverture en-haut. Cette ouverture lui ſert d'entrée & de ſor-
tie ; c'eſt ce qui l'a fait nommer *cœcum*.
Son fond ſe prolonge, & donne une
production, qu'on a appellé, à cauſe de
ſa figure, *appendice vermiforme.* Palfin

dit avoir vu, à l'ouverture d'un cadavre, cet inteſtin former une Hernie
complette. Et Riolan dit, qu'il l'a trou- **Le Colon.**
vé dans le pli de l'aîne, à l'ouverture
du corps d'un Apothicaire. Le colon
commence où finit le cœcum, ou plutôt ſe continue après lui ; de-là il monte
ſur le rein droit, auquel il eſt adhérent, paſſe ſous la véſicule du fiel, qui
lui communique ſa couleur jaune, &
ſuit ſa route vers la premiere courbure duodenum, à laquelle il s'attache en
la cachant en partie. Enſuite l'arc du
colon ſe porte devant la grande courbure de l'eſtomac, quelquefois plus bas,
d'où il ſe réfléchit en arriere ſous la
rate dans l'hypocondre gauche, & deſcend devant le rein du même côté,
auquel il s'attache encore ; puis s'inclinant vers les vertébres, il va ſe terminer au rectum par deux circonvolutions qui repréſentent une S romaine
renverſée. Le colon ne ſuit pas conſ-

tamment ces contours; Palfin a vu ce
boyau fitué au milieu du bas-ventre,
au-deſſus des autres inteſtins. M. Vans-
Vietem a vu, dans un même ſujet, la
rate defcendre dans le baſſin, le fond du
ventricule étendu ſur le nombril, la
partie de l'inteſtin colon, qui eſt ſous
l'eſtomac s'en écarter, de façon qu'elle
s'attachoit ſous le nombril, formant un
arc, dont la partie convexe regardoit
le baſſin, & la partie concave le ventricule.

 Le troiſieme des gros inteſtins & le
Le Rectum. dernier de tous, eſt le rectum, qu'on
appelle vulgairement *boyau droit*, quoiqu'en partant de la derniere vertébre
des lombes & de la partie ſupérieure
de l'os ſacrum, il ſuive ſa courbure en
defcendant juſqu'à l'anus, où il ſe termine. Il eſt fortement attaché à l'os ſacrum & au coccyx par le péritoine, ainſi qu'au col de la veſſie dans l'homme;
il eſt tellement adhérent au vagin dans

la femme qu'on a peine à distinguer
la substance de l'un de celle de l'autre.

Sa longueur est d'environ un pied.
Il est plus épais & plus charnu que les
autres intestins, & sa paroi externe
est garni intérieurement d'une grande
quantité de graisse. Il a plusieurs muscles, dont les uns font l'office de releveurs de l'anus, & un autre, nommé
sphincter ou *constricteur*, dont l'usage
est de fermer l'anus pour empêcher les
matieres de sortir.

Les tuniques des intestins sont les
mêmes que celles de l'estomac, à quelque différence près, que nous ne nous
arrêterons point à décrire.

Les arteres des intestins, sont les
deux mésentériques, supérieure & inférieure, qui partent de l'aorte inférieure.
La supérieure se distribue aux intestins
grêles, & l'inférieure aux gros, & leurs
ramifications font entr'elles des très-bel-
les anastomoses.

Les nerfs partent du plexus mésen-

térique fupérieur, inférieur & hypo-
gaftrique.

Le méfentere eft cette membrane
graiffeufe qui donne attache aux inteftins. Il eft formé par la rencontre de
deux lames du péritoine, unies par un
tiffu cellulaire. On le divife en mefe-
reon & en mefocolon. La premiere
partie fert à attacher les inteftins-gré-
les, & l'autre les gros.

La portion du méfentere, qui fe termine à la grande courbure du colon,
embraffe le pancréas, & donne, avant
que d'arriver au boyeau, des attaches
très - folides à l'eftomac, qui par ce
moyen tient au pancréas & au colon.
Chacune des deux portions latérales qui
paffent fur les reins, felon la direction
de l'épine, forme une production
ligamenteufe par laquelle elle eft fixée affez étroitement. La portion du
péritoine, qui a tapiffé le grand baffin,
le mufcle tranfverfe & les reins, four-

nit les attaches latérales externes, &
les internes font une continuation de la
lame du méfentere. Du côté droit, la
portion du péritoine fixe la partie externe du colon, qu'elle joint au duodenum, en paffant par-deffus. Cette
membrane, arrivée fur le pancréas, rencontre la lame interne du méfentere,
à laquelle elle s'adoffe ; & de la réunion de ces deux lames, naît la partie
du méfentere qui appartient à la grande courbure du colon. L'extrémité de
ce boyeau, ainfi que le principe du rectum, ont une attache méfentérique,
qui leur permet de flotter. On voit
affez, par cette defcription, quels font
les véritables ufages du méfentere ; les
arteres font les mêmes que celles que
nous avons dit appartenir aux inteftins,

Les nerfs viennent de la paire vague & de l'intercoftal, defquels font
formés les plexus méfentérique fupérieur & l'inférieur.

Le Foie. Le foie eft le plus confidérable des vifceres de l'abdomen. Il eft fitué immédiatement fous le diaphragme, dans l'hypocondre droit, & recouvre, en s'avançant vers le cartilage xiphoïde, le côté droit de l'eftomac inférieurement. Il déborde les fauffes côtes plus ou moins, fuivant les différens états dans lefquels on fe trouve. Par exemple, quand il y a long-temps que l'on n'a pris de nourriture, les inteftins s'affaiffent & ne le foutiennent plus; & alors commencent les tiraillemens que le jeûne & l'abftinence font éprouver.

Le foie eft d'une figure prefque ronde, convexe antérieurement & fupérieurement du côté du diaphragme, & concave en fa partie poftérieure & inférieure du côté de l'eftomac.

Le foie eft attaché au diaphragme par plufieurs ligamens, que j'ai vu tellement allongés dans un fujet, que ce vifcere viscere, sans excéder le volume ordinaire, tomboit dans le bassin.

La rate est un viscere mol, spongieux, situé au fond de l'hypocondre gauche, entre l'estomac & les fausses côtes. La figure de la rate ressemble assez bien à la langue de l'homme. Elle est convexe du côté des côtes, & cancave du côté de l'estomac. La Rate.

Sa grandeur varie singulierement dans les différens sujets; sa longueur ordinaire est de six travers de doigts, sa largeur de quatre, & son épaisseur d'un ou deux au plus. Ruisch a trouvé, à l'ouverture du corps d'une femme, une rate qui pesoit quatre livres: elle descendoit jusques dans le bassin de l'hypogastre. Ce viscere a ses attaches au diaphragme par sa partie convexe; à l'épiploon, par sa partie concave; à la membrane adipeuse du rein gauche, par sa partie inférieure, & par les vaisseaux courts à l'estomac. Mal-

E

gré ces différentes attaches, elle est susceptible, soit en augmentant de volume, soit par le relachement de ses ligamens de descendre fort bas, & même jusques dans l'aine, comme on l'a dit ci-devant.

La Vessie. La vessie est un sac membraneux & charnu, capable de dilatation & de resserrement, destiné à servir de réservoir à l'urine. Son siege est dans la région hypogastrique, sur l'intestin rectum, à l'endroit de sa courbure chez les hommes, & entre la matrice, le vagin & l'os pubis chez les femmes. La figure de ce viscere est à peu près un ovale raccourci, plus large en-devant & en arriere que sur les côtés, plus arrondi en-haut qu'en-bas, quand elle est vuide, & plus évasée en-bas qu'en-haut, lorsqu'elle est pleine. Chez les femmes la vessie est plus ronde dans l'état naturel : mais dans celles qui ont eu des enfans, la compression qu'elle éprouve

pendant la grossesse entre la matrice &
le pubis, la dispose à s'étendre latéralement en forme de poche, & quelquefois même à former hernie.

Dans les adultes, la vessie peut contenir une livre de liquide, & même
plus: mais, à vrai dire, sa grandeur
varie singulierement. Il semble que sa
capacité est proportionnée, dans les différens sujets, à la quantité du liquide
qui doit se séparer : & cela paroit d'autant plus vraisemblable, qu'il y a des
enfans qui ont ce viscere plus volumineux que les adultes. Ceux dont la vessie est petite, doivent être exposés à uriner souvent; & le contraire doit arriver à
ceux qui l'ont plus grande; & l'on en
sent assez la raison. Les rétentions d'u-
rine peuvent la dilater singulierement.
On a vu la capacité de ce viscere s'ac-
croitre au point de contenir deux pintes, & même quatre pintes & demie de
liquide, suivant le rapport de M. Thi-

E 2

baut, c'eſt-à-dire, environ neuf livres de liqueur. (a)

La veſſie a des connexions ſupérieurement à l'ombilic, inférieurement au pubis par le péritoine, antérieurement par le moyen de l'uretre; poſtérieurement à l'inteſtin rectum dans les hommes, & dans les femmes à la matrice.

On la diviſe en corps, en fond & en col, & en parties antérieures, poſtérieures & latérales. On doit entendre par ſon fond la partie inférieure, qui eſt plus ample & plus large, & dans laquelle l'urine ſe ramaſſe; & par ſon col, non un retréciſſement ou une coarctation gradative de ſa partie antérieure & inférieure; mais une ſorte d'appendice, que l'on peut comparer, avec Weitbrecht, au bondon d'un tonneau: ce col eſt le commencement d'un ca-

(a) M. Mery, *Mém. de l'Académie des Sciences*, année 1713.

nal, nommé *uretre*, qui se termine au bout de la verge. Elle a encore dans sa partie postérieure deux autres conduits, appellés ureteres, par lesquels l'urine séparée dans les reins lui est transmise.

La vessie a à-peu-près les mêmes tuniques que l'estomac & les intestins. Ses arteres lui viennent des hypogastriques & des hémorroïdales, & les nerfs de l'intercostal, du plexus méfentérique inférieur, & fur-tout des cruraux.

Des parties naturelles des deux sexes.

Des Testicules.

Les *testicules*, ainsi appellés du mot latin *testes*, parce qu'on les regarde comme les témoins de la virilité, font des corps glanduleux, situés hors du ventre dans un fac membraneux & musculeux, appellé *scrotum*, & vulgairement les *bourses*. On compte ordinairement dans l'homme deux testicules,

E 3

un de chaque côté. C'est ce qui les a fait appeller *didimes* ou *jumeaux*. Il est rare d'en voir trois, ou de n'en avoir qu'un ; quelquefois cependant il n'y a qu'un testicule, ou même point du tout : alors ils sont souvent arretés aux aines, où ils forment tumeur ; d'autres fois aussi ils restent dans le ventre, ou bien ils manquent tout-à-fait.

La figure des testicules est ovale, un peu applatie sur les côtés. Leur grosseur n'est pas la même dans tous les âges. Ils sont très-petits dans l'enfance jusqu'à la puberté : mais dans les adultes, ils ont le volume d'un gros œuf de pigeon. Souvent un testicule est plus gros que l'autre, & c'est ordinairement le droit. Les testicules ont plusieurs enveloppes, que l'on distingue en communes & en propres ; les communes, font le *scrotum* & le *dartos* ; les autres, qui enveloppent séparément chaque testicule, font le *muscle cremaster*, la *tu-*

nique vaginale & la *tunique albuginée.*

Le scrotum est une bourse cutanée, commune aux testicules. Ce n'est autre chose qu'une continuation de la peau ; elle en a à-peu-près la structure : avec cette différence que sa surface est, pour l'ordinaire, hérissée de petites glandes, de rides & de poils ; cette portion cutanée, quoique commune, est cependant séparée en deux portions latérales par une ligne intermédiaire, nommée *suture* ou *raphé*, qui n'est qu'une continuation de celle qu'on remarque au périné. Intérieurement cette bourse est charnue & donne à chaque testicule une enveloppe musculeuse, connue sous le nom de *dartos.* Cette bourse est susceptible d'une extension étonnante.

Les nerfs des testicules partent du plexus du bassinet des lombaires.

Les Bourses.

De la matrice & de ses dépendances.

Le vagin est ce canal membraneux particulier à la femme, qui s'étend depuis la vulve jusqu'au col de la matrice. Son entrée se nomme *orifice*. Il est situé dans le bassin de l'hypogastre au-dessous des os pubis, entre la vessie & le rectum, auquel il est si étroitement attaché, qu'il semble se confondre avec lui. La membrane interne du vagin ridée, comme elle est, & parsemée de petites glandes, se relâche quelquefois par les humeurs qui l'abreuvent, au point qu'il descend fort bas hors de la vulve. Roonhuise & Van-Meckreen, célebres Chirurgiens Hollandois, ont fait avec succès l'amputation de ces prolonge-mens contre nature; & cela n'a rien de surprenant: mais ce que rapportent quelques Auteurs de l'amputation de la matrice même, ne mérite aucune croyance, ou demande au moins la plus grande circonspection.

La matrice est un viscere creux, si- **La Matrice.** tué dans le bassin de l'hypogastre, entre la vessie & le rectum. Sa partie supérieure & la plus large se nomme le *fond :* & l'inférieure, qui est la plus étroite, s'appelle le *col.* Il est traversé d'une ouverture, connue sous la dénomination d'*orifice interne.*

La figure de cet organe est triangulaire, à-peu-près comme une poire applatie & renversée. Sa grandeur varie dans les différens sujets, & même dans les différens états. La matrice dans les adultes, & hors de l'état de grossesse, a, depuis son fond jusqu'à son orifice interne, environ trois travers de doigts de longueur & deux d'épaisseur; son col est large d'un travers de doigt & son fond de deux & demi. Dans les femmes enceintes, cet organe s'éleve quelquefois au-dessus du nombril, &

augmente dans toutes ses proportions. Au lieu que dans les femmes qui ne sont pas grosses, sa cavité suffit à peine pour loger une grosse féve.

Ruisch dit que la matrice change quelquefois de situation, & se porte plus d'un côté que de l'autre. Il rapporte, dans l'observation 88.e un exemple de cette direction viciée, qui paroissoit dépendre d'un troisieme ligament rond, attaché à la partie latérale du corps de la matrice ; mais cela peut provenir aussi de certaines affections morbifiques.

La matrice est attachée par son col à la partie supérieure du vagin. Son fond ou sa partie supérieure est libre. Inférieurement elle a des connexions avec l'intestin rectum ; & antérieurement, avec la vessie. C'est ce qui détermine ce viscere à suivre la matrice dans ses Descentes , comme l'a encore observé Ruisch dans une femme octogénaire, affligée depuis vingt-ans d'un renversement de matrice. Une portion de la vessie, entrainée par la matrice, s'étant percée, avoit laissé échapper dans ce dernier viscere quarante-deux pierres, que l'on en tira par une incision longitudinale.

Les trompes de Fallope sont deux canaux, un de chaque côté, d'une figure presque conique, tortueux, vermiformes, situés aux parties laterales de la matrice, dans la cavité de laquelle ils s'ouvrent. Elles sont appellées *trompes* à cause de leur figure, & *Fallope*, du nom de l'Anatomiste qui les a découvertes.

Les ovaires sont deux corps globuleux & un peu applatis, placés, un de chaque côté, aux parties latérales de la matrice ; dont ils ne sont éloignés que d'environ deux travers de doigts. On les appellöit autrefois les *testicules des femmes*, à cause de leur usage, & peutêtre aussi à cause de leur ressemblance

Les Ovaires

avec ceux des hommes : ils font fitués
dans l'hypogaftre, fur la face interne
de l'os des îles, & attachés à la matrice par un fort ligament, & par les
trompes de Fallope, & même par les
ligamens larges fur lefquels ils font placés fupérieurement. Ils font attachés aux
vaiffeaux fpermatiques, auxquels ils font
comme fufpendus par le péritoine. Dans
la groffeffe, ils fe rapprochent des parties latérales & du col de la matrice.
C'eft vraifemblablement dans ce temps
qu'ils font plus difpofés à s'attacher &
à former Hernie. Il y a quelques années
qu'à l'ouverture d'une femme morte à
l'Hôpital de la Salpétriere, on trouva
engagé dans l'anneau un des ovaires ;
dans lequel on crut appercevoir les vef-
tiges d'un germe fécondé. Mais comme
le volume de cet organe varie felon l'âge,
le tempérament, & même par des affections maladives, le doute eft très-légi-
time quant à cette derniere circonftance.

La matrice eft retenue dans fa fituation par quatre ligamens, deux de chaque côté, dont les uns font nommés
larges, & les autres *ronds*.

Les deux ligamens larges font membraneux, & ne font que des replis du
péritoine, entre lefquels fe trouve un
tiffu cellulaire; le relâchement de ces
ligamens produit fouvent la Defcente
ou chûte de la matrice.

Les ligamens ronds, font des productions qui partent, une de chaque côté
des parties latérales du fond de la matrice, & qui communiquent dans les
aînes où ils vont fe terminer, en paffant par l'anneau.

CHAPITRE I.
Des Hernies en général.

L'ÉTYMOLOGIE du mot *Hernie* eft
fort obfcur. On veut, & c'eft le fenti-

ment plus probable, qu'il foit dérivé du grec, *hernos*, qui fignifie bourgeon ou rameau ; fans doute parce qu'on aura regardé l'Hernie comme un bourgeon qui fort du tronc. D'après cette étymologie, Celfe, le Ciceron de la Médecine, en a fait le mot latin *ramex*, c'eft-à-dire, *petite branche*.

On a encore donné à cette maladie le nom de *rupture*, parce que l'on a prétendu, mais avec affez peu de fondement, qu'elle arrivoit fouvent par la rupture du péritoine. Si cette rupture y donne lieu, c'eft fort rarement ; & fi rarement même, qu'on a lieu de douter qu'elle exifte jamais primitivement. Paré donne, pour figne de cette (*a*) rupture, la douleur vive & poignante que l'on reffent à l'endroit où les parties font irruption fur le champ. Au lieu, dit ce grand Maitre, que quand

---

(*a*) Chap. 14. Li 8.

l'Hernie se fait par dilatation & insen-
siblement, elle fait peu de douleur
Cette distinction, varie dans le fond
n'établit pas le fait contesté. Il est bien
vrai que la présence subite des parties
peut causer beaucoup de douleur : mais
elle n'est occasionnée que par le déco-
lement violent de la tunique vaginale;
& c'est ce que l'expérience démontre.
Ruisch & Nuck (*a*) disent, que dans
toutes les Hernies faites lentement, ou
tout-à-coup, on voit constamment le
péritoine simplement relaché & disten-
du. Je serois disposé à croire que ces
irruptions subites n'ont lieu que dans les
cas où les parties contenues ont déja
fait quelques progrès à travers les ouvertures. Ce qui tend à appuyer cette
conjecture, c'est que l'inspection des
cadavres a fait voir (*b*) des cavités pro-

(*a*) *Adv. Anat. dec. 11. parag.* 9. & Nuck
operat. & experim. chir.
(*b*) Mem. de l'Acad. de Chir. sur plus. Hern.
sing. par M. Garang. *pag.* 364.

pres à loger les deux tiers d'un œuf de poule, & remplies par des portions épiploïques & inteſtinales, ſans que rien ſe fût encore manifeſté au-dehors. On cite en faveur de la rupture (*a*) l'hiſtoire d'un Palfrenier, qui ayant auparavant un Bubonocelle, reçut au ventre un tel coup de pied d'un cheval, qu'en peu d'heures, preſque toute la maſſe inteſtinale tombant dans les bourſes, y formoit une tumeur énorme, qui produiſit l'affaiſſement preſque total du ventre. Quand la rupture auroit eu lieu, ce fait n'en eſt pas plus concluant que les autres. L'obſervation journaliere apprend que le ſac, en prenant de l'épaiſſeur, ne conſerve pas toujours ſa force & ſon élaſticité ordinaire. Et alors le péritoine finit ſouvent par ſe rompre, ſans que des efforts ſi marqués aient

_____

(*a*) Mauchæ , *Diſſ. de entero-epipl. crurali Tubing.* 1748.

concouru

concouru à sa rupture. M. Sharp, dans l'opération d'une exomphale (*a*), rencontra un sac assez épais ; & dans un autre, il vit le sac crevé en plusieurs endroits, former des filamens qui retenoient les intestins ; d'où résultoient les inégalités qu'on observe dans ces tumeurs, devenues un peu anciennes. Ainsi de l'observation citée, on ne peut conclure qu'il se fasse primitivement des Hernies par rupture : c'est donc à tort qu'on leur a donné ce nom.

On appelle *Hernies*, ou, selon le langage vulgaire, Descentes, toutes les tumeurs formées par le déplacement des parties contenues, & le relâchement des parties contenantes. Ces tumeurs arrivent indifféremment sur toute la superficie du bas - ventre, aux espaces triangulaires, au nombril, au-dessus du pubis, aux régions latérales, aux aînes,

---

(*a*) Recherch. sur l'état prés. de la Chir. pag. 65 & suiv.

aux cuiffes, au trou ovale, au vagin, à l'anus, au dos.

Les différens endroits où elles fe manifeftent, les differentes parties qu'elles contiennent, en conftituent les genres & les efpeces particulieres. Selon la nature des parties forties, les unes fe nomment *epiplocelles*, quand c'eft l'épiploon : *entero-celles*, lorfque c'eft l'inteftin. Relativement aux endroits qu'elles occupent, elles fe nomment *ventrales*, *exomphales*, *crurales*, &c.

Les vifceres qui concourent à leur formation font, l'eftomac, l'épiploon, le foie, la rate, les inteftins, le méfentere, les tefticules, la matrice, la veffie. Il arrive quelquefois que la paroi d'un côté du calibre inteftinal, fe trouve pincée de façon, que la continuité du canal n'étant interceptée qu'en partie, les matieres peuvent encore y paffer. Cette efpece d'Hernie a été connue de Fabrice de Hilden. On peut confulter les obfervations 55 de la premiere Centurie, & 71 de la fixieme.

On divife les Hernies en vraies & en fauffes; nous avons donné la défi-nition des premieres.

A l'égard des fauffes, elles font for-mées par différentes humeurs, telles que le fang, la lymphe, la femence, les vents, &c. On voit par-là que ces fortes de tumeurs n'appartiennent pas à la claffe des Hernies dont nous venons de parler, elles n'ont de commun que le fiege, & varient tout-à-fait par les moyens curatifs.

On lit dans les Auteurs plufieurs ob-fervations d'Hernies internes; telles font celles de s'eftomac, à travers le diaphragme; celles des inteftins, à tra-vers les ruptures de la matrice, & beau-coup d'autres auffi fingulieres. Mais comme ces maladies font prefque tou-jours mortelles, & qu'elles font le plus fouvent l'écueil des plus habiles Maîtres,

& de l'art même, nous n'en parlerons
pas ici.

C A U S E S.

L'ufage ordinaire fembloit exiger que
je commençaffe par établir les caufes
externes, avant de paffer aux internes ;
mais il m'a paru plus naturel de fuivre,
fans interruption, la chaîne des caufes
productrices de ces maladies. Je les
diftinguerai donc en *internes* & en *externes*, regardant les premieres comme
caufes prédifpofantes, & les fecondes
comme ne produifant prefque jamais
d'Hernies que par le concours des premieres.

Les caufes internes font certains vices de la conformation primitive des
parties, auxquels on peut ajouter une
furabondance de pituite & de férofité,
l'embonpoint exceffif ou l'extrême maigreur ; ces dernieres caufes peuvent devoir leur naiffance ou leurs progrès à

l'abus des choses non naturelles, telles que l'air chargé de brouillard épais, les habitations basses, humides & maréca-geuses, les alimens gras, huileux, re-lâchans ou venteux ; ceux qui font trop fucculens trop féreux, ou de difficile digeftion. L'intempérance ou la difette de nourriture, l'ufage long-temps con-tinué de la biere, du cidre ou d'autres liqueurs échauffantes ou venteufes. Par un genre de vie trop fédentaire, les fibres mufculaires perdent leur reffort ; les travaux violens & pénibles dans lef-quels la diffipation eft trop grande & la tenfion trop continuée, jettent les fibres dans l'affoibliffement & dans l'a-tonie. On en peut dire autant de l'ex-cès du fommeil & de la veille, les hu-meurs fupprimées ou les évacuations exceffives, les hydropifies, l'afthme, les matieres extrémentitielles long-temps retenues. Certaines difpofitions qui mettent les vifceres à la gêne, telles

que la groffeffe, la toux, les cris, les
chants & les fortes infpirations, en font
encore des caufes journalieres.

Les caufes externes font les coups,
les chûtes, les plaies du bas-ventre,
pénétrantes ou non pénétrantes, les
exercices de la volupté portés à l'ex-
cès, les grandes extenfions des bras, la
geftation des fardeaux pefans, les courfes, les fauts, les danfes, & les écartemens des cuiffes, les diftenfions violen-
tes & forcées, les inftrumens à vent,
les corps contondans ou piquans de
toute efpece.

SIGNES.

On entend par les fignes d'une maladie en général, certaines chofes qui
tombent fous nos fens, & qui nous font
diftinguer fon approche, fon caractere
effentiel, fa durée & fon iffue.

Les Pathologiftes en font de trois
efpeces; favoir, les commémoratifs, les

diagnostics & les prognostics. Les signes
commémoratifs instruisent de ce qui a
précédé la maladie. Ces signes, dans
les Hernies, font la constitution des
parens, celle du malade, sa maniere de
vivre, les lieux qu'il habite, les maladies qu'il a essuyées; les coups qu'il a
reçus, les chûtes qu'il a faites, &c. Ces
signes, qui instruisent des causes de la
maladie, font connoître, de concert
avec les diagnostics, quelle sera son issue,
& les remedes qui lui conviennent.

Les signes diagnostics font voir l'é-
tat actuel, le genre & l'espece de l'Hernie. Pour établir ces signes, il faut la
suivre depuis sa naissance jusqu'à son
dernier période. Dans son principe, les
parties contenues viennent flotter contre les ouvertures dont nous avons parlé. Le péritoine déja relaché s'étend &
se prête à l'impulsion des parties, & à
la forme de l'ouverture. La maladie
fait de jour en jour des progrès, sou-

vent fans que le malade s'en apperçoive. D'autres fois il reffent des coliques
vagues, qu'il attribue à d'autres caufes.
Il fe tranquillife fur fon état, parce que
ces maux font légers. Infenfiblement
l'épiploon, ou l'inteftin, fait de nouveaux
progrès & arrive aux tégumens. Comme
ils ne font alors qu'une foible barriere
à oppofer à la force impulfive des
vifceres, ils ne tardent pas à céder &
à s'étendre. Quand l'Hernie eft mal contenue ou livrée à elle-même, elle s'accroît & parvient à un très-gros volume.
Les matieres parcourent avec peine le
calibre inteftinal, de-là les digeftions
laborieufes, les coliques habituelles, les
laffitudes fpontanées, les défaillances ;
enfin les variations de l'air qui influent
fur tous les corps, exercent fur les mifé-
rables Herniftes un empire plus cruel
& plus tyrannique. Ces incommodités
ne font pas feules ; la compreffion des
parties, dans le fac qui les contient,
gêne

gêne la circulation qui se ralentit dans
les vaisseaux sanguins, bientôt la lymphe en souffre des stases, quelques vaisseaux lymphatiques s'étendent ou se dé-
chirent, & laissent échapper leurs sucs.
La partie la plus tenue & la plus fluide
se dissipe par la chaleur, tandis que
l'autre s'épaissit & agglutine entr'elles
les différentes parties, à peu près de la
même maniere que se font les cicatri-
ces. Cette agglutination des parois externes de l'intestin, entr'elles ou avec
l'épiploon, ou avec toute autre partie,
varie selon la quantité ou la perversion
des sucs épanchés, & l'étendue de la
léfion des vaisseaux. Cet accident & ses
especes, font connus des Chirurgiens
fous le nom générique d'*adhérence*.

Cet accident, quoique fâcheux, n'est
pas, fans contredit, le plus redoutable.
Il en est un autre, appellé *étranglement*,
qui dépend de l'incarcération & du res-
ferrement des parties échappées dans

G

l'ouverture qui leur donne paſſage. Il peut ſurvenir à l'Hernie, avant qu'elle faſſe éminence à l'extérieur. Ce dernier cas, qui eſt rare, ne l'eſt pas autant dans les différens états des Hernies.

La ſaiſon la plus fertile en étranglemens eſt l'hiver : & ſi l'on veut y faire attention, on remarquera que c'eſt immédiatement après avoir eſſuyé la rigueur du froid aux pieds, à la tête, aux mains, ou dans toute l'habitude du corps, que cet accident arrive. Il faut convenir auſſi que la conſtipation, les alimens venteux, certaines diſpoſitions de l'eſtomac, ſont propres à lui donner naiſſance dans toutes les ſaiſons de l'année. On voit donc que le ſalut des Herniſtes tient en grande partie à la ſobriété, à la liberté du ventre & aux ſoins qu'ils auront d'éviter le froid. Quand la conſtipation a précédé de quelques jours l'étranglement, on a lieu

de foupçonner des matieres arrêtées
à la partie étranglée. La réfiftance
marquée de la tumeur fous les doigts,
favorife encore cette conjecture, fans
en faire une preuve démonftrative. Mais
foit que les vents ou les matieres fe ni-
chent dans la portion inteftinale incarcérée, foit que le fac de la Hernie,
irrité par l'acrimonie de la férofité qu'il
contient, s'enflamme & fe retréciffe ;
il ne s'enfuit pas moins la ftagnation
des liqueurs & la compreffion des nerfs,
des douleurs de coliques, qui d'a-
bord partent du point de l'étranglement, & viennent s'y terminer. Ces
douleurs augmentent, deviennent énormes & s'emparent de tout le bas-ventre.
L'engorgement s'accroît par le défaut de
communication entre les parties fupérieure & inférieure de la portion inteftinale
comprimée. Surviennent bientôt des
anxiétés, la fiévre, les naufées, le hocquet, les vomiffemens de glaires, puis

d'excrémens & de chyle ; & enfin de
matieres bilieufes, feules ou confon-
dues avec les excrémentitielles. Le ventre fe gonfle, fe tend, fe météorife;
la raifon s'aliene, des convulfions af-
freufes tourmentent le malade , &c.
Tel eft le tableau de ce terrible accident, connu fous le nom de *paffion
iliaque*, ou vulgairement appellé , à
caufe de la rapidité de fes progrès, *colique de miferere* Quand les chofes prennent une meilleure face, les fymptomes
fe ralentiffent infenfiblement. Si au contraire les parties paffent de l'inflammation à la gangrène, la tumeur s'affaiffe,
conferve l'impreffion des doigts , &
prend une couleur livide ou noire. Le
malheureux Hernifte devient tout-à-
coup plus tranquille. Ce calme illufoire
le raffure & en impofe aux affiftans.
C'eft le ferpent caché fous les fleurs.
L'erreur n'eft pas de longue durée.
La proftration des forces, des fueurs

froides & erratiques ; la petiteffe, la fréquence, l'irrégularité & l'intermittence du pouls ; le délire, la tenfion des nerfs, font les triftes préfages qui annoncent la fin de cette fcene effrayante.

Quand il n'y a qu'une portion latérale du calibre inteftinal, ou un appendice pincé dans l'Hernie, la marche des fymptomes eft plus lente, & leur violence moins grande. Le malade va à la felle dans tout le cours de la maladie, parce que la totalité du tuyau inteftinal n'étant point interceptée, les excrémens ont, le plus fouvent, la liberté de le parcourir d'un bout à l'autre. Il n'y a point de hocquet, ou très-rarement. On ne vomit pas, ou incomparablement moins que dans les Hernies ordinaires, & point de matieres fécales ; & le ventre n'eft ni gros, ni tendu, ni plein de vents, comme il arrive communément.

Quand l'épiploon eſt étranglé ſeul,
les tiraillemens, les irritations de l'eſtomac produiſent des ſymptomes, qui,
ſans interrompre le cours de matieres dans le conduit inteſtinal, ne ſont
ni moins affreux, ni moins funeſtes;
tels ſont la cardialgie, les vomiſſemens
bilieux ou écumeux, le hocquet, une
douleur cruelle dans les entrailles, &c.
Les progrès de l'inflammation ſont
moins rapides : mais le plus ſouvent la
terminaiſon n'en eſt pas plus heureuſe
que dans l'étranglement de l'inteſtin.

L'inflammation ne joue pas ici un
grand rôle. Aſſez ſouvent même les malades périſſent avant qu'elle ſe mani-
feſte : cette obſervation importante dans
la pratique eſt aſſez particuliere aux
vieillards. C'eſt un fait dont j'ai été pluſieurs fois témoins. M. Ledran, faiſant
l'opération du bubonocelle à un homme de quatre-vingt-deux ans, trouva,
le ſeizieme jour de l'étranglement, les

inteftins en bon état. On lit dans le traité des maladies des nerfs de Boheraave, publié par Van-Ems, qu'un Muficien de Leyde avoit une Hernie inguinale, qu'il contenoit fort bien par le bandage. Après avoir foupé légerement, il fe couche avec fa femme. Au milieu de la nuit, il fent fa Hernie s'échapper; auffi-tôt il lâche fon bandage, effaie de la faire rentrer, mais en vain. Le mal augmente; les vomiffemens, le hocquet, des douleurs infupportables furviennent; on appelle le Chirurgien & le Médecin. Tous les remedes font employés, aucun ne réuffit, & le malade meurt en peu d'heures. Il n'y avoit autre chofe qu'un étranglement de l'inteftin avec le méfentere, & les feuls nerfs affectés dans ces parties, ont bien-tôt porté le défordre & la mort dans toute l'économie animale. A l'ouverture du cadavre on ne trouve nulles traces d'inflammation, de gangrène ou de fupépuration ; on ne voit ici qu'une simple affection nerveuse, tout est changé, toutes les fonctions sont anéanties.

On a vu, dit encore ce célèbre Médecin, des Hernies inteſtinales dont le ſac s'étoit formé dans la ſubſtance même des inteſtins. Ce ſac ſe rempliſſoit des matieres chyleuſes, qui y abordoient, & rien ne paſſoit par les voies ordinaires. Si-tôt que le ſac étoit plein, il ſe vuidoit par les vomiſſemens : & ces perſonnes, malgré cela, n'ont pas laiſſé de vivre des années. J'ai vu un malade qui rendoit fréquemment les nourritures qu'il avoit priſes, & quelquefois même les excrémens, vivre deux années dans cet état. Après ſa mort, on lui trouva une pareille poche à l'arc du colon.

L'étranglement de la veſſie produit la tenſion de l'abdomen, l'inflammation, la fiévre, les épreintes, le vomiſſement & le hocquet. On n'y ré-

médie qu'en rendant à l'urine son cours
naturel , soit par la compression de la tumeur, la sonde ou la ponction. Les signes
qui, selon (*a*) le célebre Chirurgien Petit,
distinguent l'étranglement de la vessie
de celui de l'intestin , sont que, dans
le premier cas , à la chaleur & à la douleur de la tumeur, se joignent la fiévre & les vomissemens , suivis de hocquet : dans le second cas , c'est-à-dire ,
si l'intestin est étranglé dans l'anneau
avec la vessie, les hocquets précéderont
le vomissement qui surviendra.

Signes prognostics.

Ils sont ainsi appellés , parce que c'est
par eux que l'on peut prévoir quelle
sera la durée & l'issue de la maladie :
ces signes se tirent des causes des Hernies , de leurs progrès , de la nature des
parties sorties des différens endroits où

(*a*) Mém. de l'Acad. Roy. de Chir. sur les
Hernies de vessies. *in-12. pag.* 80.

elles arrivent, de leur état actuel, du dégré de leur ancienneté, de l'âge, du sexe, du tempérament du malade.

1.° Par rapport aux caufes des Hernies, celles qui font faites par la fection du péritoine font incurables, ainfi que celles qui dépendent d'un vice primitif de conformation. Celles qui proviennent du tempérament font très-difficiles à guérir.

2.° Celles qui font devenues très-groffes, & qui ont fait des progrès rapides, ne peuvent guères efpérer de guérifon.

3.° Les Defcentes d'eftomac, en général, font plus redoutables que celles d'inteftin & de veffie : & ces dernieres que celles d'épiploon.

4.° Les Hernies du nombril font rarement curables, ainfi que les ventrales, notamment quand elles font volumineufes.

5.° Les Hernies qui ont contracté des

adhérences , ou qui font affectées de l'étranglement , font très-fouvent mortelles.

L'âge , le fexe , le tempérament & la durée de ces maladies , apportent encore dans ce prognoftic des différences fur lefquelles nous nous étendrons ailleurs , pour éviter les redites.

Cure.

La cure des Hernies eft palliative ou radicale. On appelle *cure palliative,* celle qui calme les fymptomes , & diminue les accidens , fans détruire la caufe du mal.

La cure radicale eft celle qui diffipe les fymptomes & les accidens , par la deftruction totale des caufes de l'Hernie.

Dans l'une & l'autre curation , il faut commencer par faire rentrer les parties échappées. Quand on peut obtenir ce premier point, on peut parvenir, en les contenant, à la guérifon radicale.

L'opération que l'on pratique, pour replacer les parties, fans ouverture des tégumens, eſt connue des Chirurgiens fous le nom de *taxis*, c'eſt à-dire, arrangement de parties. Comme cette opération eſt fujette à autant de variations qu'il y a de genres d'Hernies, nous en renvoyons la defcription au traitement particulier. Il nous reſte feulement à expofer ici les moyens que l'on peut mettre en ufage pour combattre les principaux accidens qui s'oppofent aux fuccès de cette opération.

Ces obſtacles font fpécialement les adhérences & l'étranglement. Quand la Defcente eſt récente, elle peut être encore fufceptible de guérifon, par les fecours que nous préfenterons ci-après. Pour ce qui eſt des anciennes, il faut de deux chofes l'une : ou que toutes les Hernies (*a*) immobiles ne reconnoiſſent

─────────

(*a*) J'appelle *immobiles*, les Hernies qui ne rentrent pas, & qui ne font pas accompagnées des douleurs de l'étranglement.

pas conftamment pour caufe de leur im-
mobilité des adhérences, ou convenir
que quelques-unes font encore curables.
Entre plufieurs exemples, je citerai celui
d'un homme, qui, depuis vingt-cinq ans,
portoit une Hernie : elle refta fix à fept
ans immobile : au bout de ce temps,
il fe trouva fort furpris de la voir rentrer avec affez de facilité, fans qu'elle
eût acquis plus de volume. Si la nature
n'eft pas toujours auffi bienfaifante,
les fecours de l'art, à cet égard, ne font
pas toujours ftériles. Les remedes généraux, la fituation, le repos, les emplâtres fondans & de légeres frictions
mercurielles fur la tumeur, m'ont ob-
tenu des fuccès inefpérés. Les maux ne
cédent pas toujours aux efforts les plus
fages & les plus ingénieux, j'en conviens ; mais doit-on abandonner des
adhérences, parce qu'on les fuppofe anciennes ? L'humanité a des droits im-
prefcriptibles ; & ne fauveroit-on qu'un

malade fur dix, c'en eft affez pour au-
torifer une entreprife qui n'eft jamais
téméraire, puifqu'elle ne peut tourner,
dans toutes les circonftances, qu'à l'a-
vantage du malade.

Il y a bien des années que les
fomentations émollientes, chaudes,
& les cataplâmes de même nature,
font prônés, par la routine, dans la
cure de l'étranglement, fans que les
malheureux effets qu'ont produit ces
remedes aient ancore pu les décrédi-
ter. Cependant, pour peu qu'on veuille
réfléchir, on fentira facilement l'incon-
féquence de cette pratique. De l'aveu
même de ceux qui la fuivent, les vents
& les matieres, ou tous les deux enfemble, font les premieres caufes de l'é-
tranglement. Si cela eft, leurs topiques
n'auront, dans ces deux cas, d'autres
effets que de raréfier l'air & d'augmen-
ter l'engorgement. Si l'on fuppofe avec
eux que les matieres inteftinales ont

passé dans la tumeur, les fomentations chaudes & émollientes, la chaleur même de la partie, le séjour qu'y font les matieres, tout tendra à en accélérer la putréfaction, & à déterminer la gangrene. Il n'y a donc d'autre parti à prendre, que d'abandonner cette dangereuse routine. La méthode de (*a*) Belloste, autorisée par trente-cinq ans d'expérience ; celle de tous les grands Maîtres, qui est fort analogue à la sienne, n'a pas encore fait ouvrir les yeux sur les tentatives infidelles & dangereuses de ces fomentations chaudes. On ne doit pas adopter de méthode uniforme. Il faut, en raison de l'âge, du tempérament, & par l'examen des accidens, se déterminer à donner la préférence ou l'exclusion à telle ou telle autre. En général, celle que nous allons décrire est la plus conforme à la raison

_____

(*a*) Chir. d'Hôp. *pag.* 145 *& suiv.* tom. 2.

& à l'expérience. Elle confiste à difpofer le lit du malade de maniere que les pieds foient plus elevés que le tronc & la tête. Enfuite on fait une copieufe faignée, & l'on profite de la fyncope, qui furvient fouvent, pour tenter la réduction ; fi elle ne réuffit pas, on prépare un cataplôme avec les farines de fèves, d'avoine, de froment & l'eau. A la fin de la coction, on ajoute un peu d'huile & le vinaigre. Pendant la préparation de ce topique, on peut, pour ménager les inftans qui font précieux, fomenter la partie avec l'eau froide, & en faire boire au malade, & de temps à autre on effaie la réduction.

Samuel-Formio (*a*), célebre Chirurgien, joignoit à cette fituation de continuelles fomentations d'eau froide, qui avoient le plus grand fuccès.

Riviere (*b*) guérit un malade, réduit

_____

(*a*) Obf. comm. dans Riviere, Ob. xv.
(*b*) Obf. 82.

à

à la derniere extrémité & aux sueurs froides, par des lotions faites avec de l'eau-de-vie chaude.

Un lavement recommandé par (*a*) Paré, & par Pigray (*b*), son disciple, pour chasser les vents, qu'ils soupçonnoient passés dans l'intestin étranglé, c'est le vin de Malvoisie, l'huile de noix, & un peu d'eau-de-vie. M. Garangeot se loue, après l'opération, de ce même remede, que l'on pourroit placer avec succès dans les premiers momens de l'étranglement.

Rencaume (*c*), d'après l'assertion du Pere Romuald, Religieux de la Charité, raconte, qu'un homme déterminé, par l'atrocité des douleurs, à l'opération, & ennuyé de l'attente du Chirurgien; fit appliquer sur la Descente un sachet rempli de sel marin décrépité, que l'on

(*a*) Liv. 8. chap. 15.
(*b*) Liv. 11. chap. 41.
(*c*) Essai sur les Hernies *pag.* 181 & *suiv.*

H

avoit fait chauffer dans une poële de
fer. En continuant l'application de nouveaux fachets, toujours chauds, il parvint, non feulement à calmer fes douleurs, mais encore il vit rentrer fa Defcente & guérit parfaitement, après trois
mois de l'ufage de ce remede.

Quant à l'application de l'eau de neige
& de la glace, lorfque ce remede n'a pas
réuffi dans les douze heures, il doit étre
rejetté, fil'on ne veut voir tomber la partie en gangrene. On a cependant vu la
glace réuffir le troifieme jour de l'étranglement. Je l'ai vu appliquer encore plus
tard, mais avec le plus malheureux fuccès.

Heifter (*a*) recommande la fumée
du tabac, introduite par l'anus. Mon-
ro (*b*), & Sharp (*c*) fe font bien trou-
vés de quelques purgatifs. Ils ne fpéci-

(*a*) Chir.
(*b*) Effais & ob. de Méd. de la foc. d'Edim-
bourg, *tom.* 5, *p.* 358.
(*c*) Recherches fur la Chir. *p.* 27.

fient pas les cas positifs où ils doivent
être préférés : mais il semble qu'ils peuvent être très-avantageux aux vieillards,
chez lesquels l'étranglement n'est occasionné que par l'amas des matieres &
l'inertie des fibres intestinales ; ce qui
est prouvé par la lenteur des accidens &
l'inspection des cadavres : aussi les purgatifs m'ont-ils bien servi dans ces cas ;
au lieu que les saignées répétées, favorables aux personnes de moyen âge &
aux jeunes gens, leur font souvent
préjudiciables.

La réduction des parties & l'application des bandages présentent quelques
observations générales, de la négligence desquelles résultent les plus grands
maux.

1.° La réduction des Hernies ne doit
jamais se faire debout, mais dans une
situation horisontale, en repoussant, toujours avec douceur, les parties en détail & non en masse.

2.° On ne doit jamais tenter l'application des bandages, si la réduction n'a été préalablement faite.

3.° Enfin, cette application, pour être méthodique & sûre, exige la même situation que la réduction.

Nous supposons la réduction des parties, exécutée selon les regles de l'art. On n'a encore fait que le premier pas vers la guérison. Un autre point aussi essentiel, c'est d'empêcher que ces parties ne sortent de nouveau. Le premier instinct de la nature, attentive à sa conservation, engage les malades à porter la main sur l'ouverture. Comme ce secours ne peut être que momentané, la nécessité, mere de l'industrie, fit naître différentes machines contentives, que l'on nomme *bandages*, en terme de l'art, & vulgairement *brayers*. Leur application méthodique conduit à la guérison radicale dans un très-grand nombre de cas. Il en est d'autres où ils n'operen.

que comme palliatifs de la maladie , parce qu'ils n'en détruifent pas les cau-fes primitives.

Le régime tient un rang diftingué parmi les remedes que l'on emploie pour la guérifon de ces maladies. Dans les enfans , lorfqu'on a lieu d'accufer la férofité ou la vifcofité du lait de la nour-rice , il faut , ou la changer, ou la déter-miner à un régime plus falutaire à fon éleve. Elle doit s'abftenir d'alimens ven-teux , indigeftes , féreux , des viandes falées , des fruits , de la falade & autres nourritures de cette efpece. Il ne fuffit pas d'éviter les chofes évidemment nui-fibles , il faut encore préférer celles qui font utiles: on choifira les farineux les plus légers , le pain bien cuit , les vian-des rôties , &c.

Dans la claffe des légumes, on s'en tiendra aux artichauts, à la fcorfonere, aux cercifis , aux carotes, aux panais, & l'enfant tirera de ce régime le plus grand avantage. Il peut arriver qu'il guériffe par le feul fecours du bandage ; mais fi fa conftitution eft décidément pituiteufe, il pourroit fe faire auffi qu'on n'obtînt fa guérifon que par ces attentions fcrupuleufement fuivies.

Au refte, la nourrice ne fouffre point de ce régime ; je dis plus, elle éloigne pour elle-même les caufes de ces maladies, & fon éleve y gagne beaucoup. Je n'avertis pas les nourrices de ne point trop infifter fur les apéritifs dans la crainte qu'ils ne détournent leur lait ; la négligence me paroît ici plus à craindre de leur part que l'abus. Ce que je crois devoir leur recommander, c'eft l'exactitude dans leur régime, & la fobriété dans leurs repas ; car il eft conftant qu'il vaut mieux ne point fe mettre à l'ufage des remedes, que de les fuivre avec indifférence.

Une précaution qu'elles doivent avoir encore, c'eft de ne pas abandonner les

enfans à des cris continuels & opiniâ-
tres, qu'elles éviteront facilement. Le
premier moyen eft de ne pas les ferrer, comme elles ont coutume de le
faire, dans des bandes qui gênent la
liberté de leur mouvement, & les progrès même de leur accroiffement. Si
on les enveloppe, que ce foit toujours
mollement. On peut voir, dans la feconde centurie des obfervations de
Fabrice de Hilden, les pernicieux effets
de ces bandes trop ferrées. Le fecond
point eft de les tenir dans la plus grande propreté. Et un troifieme enfin regarde leur nourriture. La bouillie faite
de farine & de lait digere mal, parce
qu'elle a trop de vifcofité. Et quand
on fait torréfier la farine dont on com-
pofe leur bouillie, il en réfulte un autre
inconvénient, qui eft de nourrir moins
& de conftiper davantage, à moins qu'on
ne veuille y ajouter le beurre ; mais alors
c'eft fubftituer un mal à un autre. La

bouillie de mie de pain bien cuit & de lait, devient aux enfans un aliment léger & bienfaisant.

Si les nourrices, moins attachées à leur routine, en font l'expérience, elles ne tarderont pas à s'applaudir de cette réforme.

Les régles diététiques que nous venons de donner aux nourrices en faveur de leurs éleves, conviennent également aux adultes qui ont les mêmes caufes à combattre. Le relâchement du péritoine, comme celui des parties contenues, ne vient que de cette férofité furabondante ; donc le régime le plus defficatif que l'on puiffe fuivre eft le meilleur.

Les tifanes compofées de racines de garance, de perfil, d'afperges, de geneft, de feuilles de turquette & d'abfynthe, la décoction des bois fudorifiques & les purgatifs légerement hydragogues, opéreront de très-bons effets.

Si

Si l'on a lieu d'accuser les obstructions dans les glandes, des hydropi-
sies, ou autres maladies de ce genre,
il faut en terminer la cure avant de paffer à celle des Hernies.

On peut faire concourir avec avantage, au succès de ces remedes, la situation, le repos & la sobriété. Ce font
ces moyens auxiliaires qui avoient donné la vogue au remede du Prieur de
Cabrieres ; comme on a lieu de penser
que la négligence de ces préceptes, &
peut-être aussi l'administration indis-
crete & déplacée de ce remede, l'a fait
tomber dans le discrédit. Je veux bien
que les succès n'en aient pas été conf-
tans, dans les cas même où il étoit le
mieux indiqué : mais qu'on me trouve
un remede infaillible, & je passe con-
damnation sur celui-ci. Son activité mor-
dicante lui a mérité un reproche plus
fondé, & qui doit, à la vérité, en rendre l'usage interne fort circonspect.

I

Cette raison m'avoit déterminé à lui subftituer l'efprit de fel dulcifié, qui, malgré toutes les bonnes qualités qu'on lui attribue, veut être encore adminif- tré avec fageffe. Les poitrines delica- tes, par exemple, ne s'accommodent pas de fon acidité. Dans les circonftan- ces où il peut fe placer fans danger, & par des perfonnes éclairées, je l'ai vu opérer des très-bons effets, en plus ou moins de temps, felon l'opiniâtreté des accidens.

Je ne vois pas pourquoi le Prieur de Cabrieres avoit fixé l'ufage de fon re- mede à vingt-un jours. Je penfe qu'au- trefois les Hernies, auffi indociles qu'el- les le font aujourd'hui, n'étoient guè- res plus difpofées à céder dans ce court efpace de temps, que dans les trois jours perfcrits par Aëce pour l'application d'un papier trempé dans l'eau froide.

Les Livres font pleins de recettes d'emplâtres, qui promettent merveille :

mais l'expérience apprend qu'il y a souvent beaucoup à rabattre des ces pompeuses promesses. Cependant je crois bien que ces remedes, en d'habiles mains, ne doivent pas être infructueux, & que l'on pourroit en tirer les plus grands avantages, en les combinant avec les secours que nous avons ci-devant exposés. On peut se servir de l'emplâtre suivant, qui m'a plusieurs fois réussi.

℞. *Cire-neuve,*
  de poix navale,
  hispocistis,
  sang de dragon,
  bol d'Arménie,
  thérébentine de Venise,
  racine de grande con-
    soude.
quatre noix de cyprès,

      De chaque une once.

Faites du tout un emplâtre, selon l'art.

I 2

Ou encore celui-ci :

℞. *De sang de dragon,*
　de mumie,
　de mastic,
　d'encens,
　de racine de grande con-
　　soude,
　de bol d'Arménie,
　de limaces rouges,
　de hérisson terrestre,

}　De cha-
que une
once.

Le tout mis en poudre & incorporé avec la thérébentine, pour un emplâtre que l'on appliquera sur l'ouverture qui donne passage aux parties. On peut y joindre utilement l'usage de l'opiat suivant.

℞. *De terre sigillée,*
　de grande consoude,
　de bol d'Arménie,
　de corne de cerf brûlée
　　& calcinée,

}　De cha-
que un
gros.

Qu'on incorporera avec suffisante quantité de sirop d'épine-vinette, pour lui

donner la consistance d'opiat. On en prendra tous les matins un gros avec un bouil-
lon par-dessus ; & cela pendant environ
quinze à vingt jours, selon l'exigence
des cas. On fait précéder les remedes
généraux, suivant le tempérament & les
dispositions du malade.

On ne doit attendre de succès de ces
remedes qu'autant qu'on y joindra le
repos, le régime & la situation. Je l'ai
déja dit plusieurs fois, & l'on ne sauroit
trop le répéter.

CHAPITRE II.

Hernies des espaces triangulaires, ou
autrement appellées Hernies de
l'estomac.

CETTE Hernie se manifeste latéralement proche les cartilages des fausses-
côtes, ou positivement au centre vis-à-
vis l'extrémité du cartilage xiphoïde.

I 3

Cette maladie paroît décrite dans quelques auteurs. Barbette (*a*) a parlé d'une Hernie, qui arrive au-deſſus de l'ombilic, comme d'une choſe très-rare.

Bartholin ſemble s'expliquer plus clairement dans l'obſervaion quatre-vingt-quinze de la ſeconde Centurie ; il parle d'une Hernie qui parut à une femme au-deſſus de la région ombilicale, & au-deſſus du cartilage xiphoïde. Cette tumeur augmentoit au moindre travail de la maladie.

On lit dans Hildanus (*b*) un fait qui paroît la caractériſer davantage : un boulanger, dit-il, prit, il y a dix-ſept ans, une potion préparée avec l'antimoine, qui donna à l'eſtomac de ſi furieuſes ſecouſſes, qu'il eſt ſurvenu une Hernie de ce viſcere qui lui donne de grandes incommodités. Toutes les fois

---

(*a*) Op. Chir. & Ant. chap. 7.
(*b*) Reſp. ad Doering. p. 913.

qu'il se baisse, l'estomac tombe, avec douleur, comme dans un sac.

Ces exemples ne sont pas les seuls qu'on trouve dans les Auteurs: mais personne n'a décrit cette maladie aussi exactement que M. Garangeot (a). Cette tumeur va de la grosseur d'une olive à celle d'un œuf de poule & même plus: avec cette différence, que quand elle est parvenue à ce point, sa base est plus évasée que dans les autres especes.

CAUSES.

Les causes de ces Hernies sont la foiblesse naturelle ou contre nature des parties contenantes, les efforts pour lever quelque fardeau, les renversemens en arriere, les occupations qui tiennent long-temps le corps dans un état de flexion, les vomissemens de la

_____

(a) Mém. de l'Acad. de Chir. tom. 3 in-12. pag. 346.

I 4

grofferte dans les femmes qui portent
leurs enfans fort haut.

Diagnoftic.

Quand on apperçoit une tumeur plus
ou moins confidérable vers la partie
fupérieure de la ligne blanche, près du
cartilage xiphoïde, que cette tumeur
entre & fort par la pofition, qu'elle eft
accompagnée d'un fentiment de pefanteur confidérable immédiatement après
le repas, & qu'elle augmente même de
volume, &c. on peut, de la collection
de ces fignes, conclure que la maladie
eft une Hernie de l'eftomac.

Cure.

Il s'agit, pour la curation de cette
Hernie, de replacer, comme dans toutes les autres, les parties dans leur fituation naturelle, & de les y maintenir.
Le premier point n'eft pas toujours fi

facile qu'on le prétend, non par la difficulté de la réduction en elle-même,
mais par la fenfation douloureufe & la
pefanteur infupportable qu'éprouvent
affez fouvent les malades dans cette
opération.

Il fuit de-là, que le fecond point n'eft
pas plus facile que le premier, en ce
que les malades ne pouvant fouffrir l'action continuée de la main, ne foutien-
dront pas mieux celle du bandage. Ces
difpofitions fâcheufes me donnerent
d'abord des inquiétudes. Un effai heureux les diffipa. Une fille, ennuyée des
digeftions laborieufes & des autres accidens qui accompagnent cette Hernie,
me pria de lui donner mes foins. Quelques tentatives inutiles m'avoient un
peu découragé; mais fa conftance & fa
fermeté me raffurerent. Je lui propofai
la racine de grande confoude & les
feuilles de plantain, pilées enfemble &
arrofées d'un peu d'eau-de-vie; j'en

compofai une forte de cataplâme, qu'elle appliquoit pendant la nuit, & contenoit mollement avec une ferviette paffée autour du corps. L'ufage de ce rémede diminua les accidens, au point qu'au bout de quinze jours il me fut poffible de graduer la preffion. La marche de cette curation me fit naître l'idée d'un bandage, qu'elle porta avec tant de fuccès, qu'en trois mois elle fe trouva parfaitement guérie. Elle s'eft mariée depuis, a eu des enfans & fe porte bien

Ce bandage a le méchanifme du tourniquet inventé par le célebre Petit, chirurgien. Il confifte en deux plaques, & une vis. La plaque fupérieure eft d'acier. A fon centre fe trouve une ouverture proportionnée au pas & à la groffeur de la vis qu'elle doit recevoir. Cette vis traverfe l'autre plaque à la face interne de laquelle elle eft rivée, de maniere à conferver toujours un mouvement cir-

culaire. Cette derniere plaque est percée d'une infinité de trous, qui donnent la facilité de la garnir mollement.

Aux deux parties latérales de cette
plaque sont fixées deux bandes de fer
& d'acier battus à froid & recouvertes
de toile fine & de chamois : on garnit
la face interne d'une double ceinture
de chamois matelassée de laine, & qui
doit excéder les bandes d'acier. Ces
bandes seront plus minces & plus larges
vers leurs extrémités, qui laisseront postérieurement entr'elles un espace de
six travers de doigts, & on les fixera
par une boucle & une courroie.

On voit que ce bandage a l'avantage
d'être contentif ou compressif ; selon
le besoin. Un autre avantage, c'est
qu'au moyen des bandes d'acier, il n'est
pas susceptible de varier comme avec
les ceintures ordinaires ; ce qui m'a dis-
pensé de me servir du scapulaire.

Un régime exact, la sobriété & le

repos font ici néceffaires. Les alimens les plus légers & de bon fuc, la boiffon aqueufe & vulnéraire, jamais tiéde & modérément prife, concourront avec avantage à la guérifon radicale.

CHAPITRE III.

De l'Exomphale, ou Hernie ombilicale.

L'EXOMPHALE, ou Hernie ombilicale, eft une tumeur qui fe manifefte à l'ombilic, ou dans fes environs, par la fortie de quelques-unes des parties contenues dans la capacité de l'abdomen. L'anatomie, de concert avec l'expérience, nous apprend que les vifceres, le plus fouvent intéreffés dans ces Hernies, font, l'épiploon, l'inteftin jejunum, & quelquefois l'arc de colon, à caufe de la compreffion qu'il fouffre de la part du foie & de la plénitude de l'eftomac. Bohnius a obfervé qu'une partie du foie formoit quelquefois l'Hernie ombilicale. Ces tumeurs peuvent être très-petites ; elles peuvent devenir très-groffes.

Warner (*a*), Chirurgien Anglois, parle d'une Hernie de cette efpece, qui furvint à la fuite d'une incifion faite en cette partie pour évacuer les eaux d'un hydropique. Cette tumeur n'étoit pas fenfible à la vue, elle ne le devint que par un gonflement local, une tenfion des parties voifines, & les autres fymptomes de la paffion iliaque.

Hildanus (*b*) fait mention d'une femme de Berne, âgée de quarante ans, à qui il furvint, à la fuite d'une couche, une tumeur de cette efpece ; on auroit dit un fac qui fortoit de l'abdomen. Le ventre confervoit encore fa proportion ordinaire. La tumeur, qui ne rentra jamais,

_____

(*a*) Obfer. 22. p. 116.
(*b*) Refponf. ad litter. Doering. p. 900. Item. Cent. 3. Obf. 63. p. 246.

refta dans le meme état. Cette femme alloit à la felle couchée fur le dos.

Platerus (*a*) a auffi vu une femme qui portoit une exomphale fi confidérable, qu'elle formoit un fecond ventre; prefque tous les inteftins paffoient dans cette tumeur; de forte que le ventre étoit flafque & comme retiré en-dedans. Cette femme avoit des bandages qui lui prenoient au col pour foutenir fa Hernie.

On voit affez, par les faits que nous venons de rapporter, les progrès immenfes que peuvent faire ces tumeurs livrées à elles-memes: ces Hernies font communes aux enfans & aux femmes qui en ont eues; elles font affez rares chez les hommes.

Ces tumeurs prennent différens noms en raifon des parties qui les compofent. On les nomme *entéromphales*, quand la tumeur ne renferme que l'inteftin; *épi-*

_____

(*a*) Plat. Obf. L. 3. p. 713.

plomphales, fi c'eſt l'épiploon ; & enfin entero-épiplomphales, quand ces parties s'y trouvent intéreſſées.

CAUSES.

La mauvaiſe conformation de cette partie en eſt une cauſe. Il naît des enfans avec ces infirmités ; on en lit des exemples dans les opuſcules pathologiques de M. Haller. D'autrefois ils naiſſent avec un excédent, ou un défaut de tégumens, au nombril. Nous ne convenons pas, avec quelques Auteurs, que la ligature du cordon ombilical faite trop loin du ventre, ſoit une cauſe de ces Hernies. L'Anatomie ne permet pas même de le ſuppoſer. Mais les pleurs, les cris continuels, & peut-être l'application mal raiſonnée des bandes dans leſquelles on met impitoyablement les enfans à la torture, ſont, ſur-tout dans les premiers temps, capables de déterminer l'impulſion des viſceres vers ces endroits foibles, & y occaſionner des Her nies, & d'en accélérer le progrès. Quoique ce mal soit assez rare chez les hommes, ils ne doivent pas s'en croire exempts. Les compressions, les efforts sur l'abdomen, les coups, les chutes, la tension excessive du ventre dans l'hydropisie, &c. ne laissent pas de les y exposer, pour peu qu'il s'y joigne quel-qu'autre cause interne : il est aisé de conclure que les femmes, à cause des grossesses & des accouchemens, doivent y être plus sujettes encore.

Diagnostic.

Quand on apperçoit à l'ombilic une tumeur qui rentre & sort successive-ment, ou qui, tout au moins, étoit dans ce cas auparavent, on peut regarder cette maladie comme une exomphale.

Les sens & la raison font juger des parties que renferme la tumeur. Si c'est le boyau seul, on trouve au toucher plus de flexi-bilité & de ressort, & il rentre toujours

jours avec une sorte de gargouillement; l'épiploon, au contraire, est pâteux, mollasse, & rentre sans bruit.

Enfin, si l'on trouve la tumeur pâteuse dans certains points, & plus élastique dans d'autres, il sera facile de reconnoître, à la réunion de ces signes, que l'épiploon & l'intestin se trouvent engagés de concert. Un symptome un peu plus familier à ce genre d'Hernies qu'aux autres, c'est une colique vague, qui incommode les malades lorsqu'ils sont debout, & encore plus après le repas. Cet accident est plus gênant que redoutable.

Différences.

Les Hernies de l'ombilic différent entr'elles, 1.° par leur situation, 2.° par leur volume, 3.° par les parties dont elles sont formées. 4.° Enfin, elles different des tumeurs qui ont un siege commun avec elles, &c.

K

1.º Par leur situation. Elles arrivent au nombril, ou dans quelques points de sa circonférence.

2.º Par leur volume. Il en est de très-grosses, de moyennes & de petites.

3.º Par les parties qui les forment. Les unes sont simples, c'est-à-dire, qu'elles ne renferment qu'une partie, telle que l'intestin ou l'épiploon : d'autres sont composées & contiennent, non-seulement l'intestin & l'épiploon ensemble, mais encore l'estomac, le foie, la rate & tous les intestins, comme le célebre Haller en rapporte un exemple, d'un fœtus de sept mois, dans l'ouvrage & à l'endroit ci-devant cité. On lit aussi dans une these de Friedius, soutenue à Strasbourg en 1760, plusieurs observations de fœtus, dont les intestins sortoient nuds hors de l'abdomen. On se persuade facilement que ces Hernies sont mortelles. Le célebre

Boheraave en vit une affez finguliere
pour mériter place ici (*a*). Un enfant, lors de fa naiffance, n'avoit
pas l'ombilic exactement clos. Il lui
furvint en cet endroit une tumeur
confidérable, enveloppée dans une poche fi fine & fi tranfparente, qu'on
appercevoit auffi diftinctement qu'à
travers une bouteille de verre le mouvement périftaltique des inteftins qu'elle
contenoit. La préfence des vents, dans
quelque portion des inteftins, y pro-
duifoit un gonflement qui étoit fuivi de
l'affaiffement, fi-tôt qu'ils paffoient par
bas. Les adultes, les femmes fur-tout, ne
font pas à l'abri de ces Hernies énormes,
qu'on peut mettre au rang des véritables éventrations. J'en ai vu d'affez confidérables pour être fondé à croire que
la plûpart des vifceres de l'abdomen y
participoient.

_____

(*a*) *De mort. nervor. pag.* 176.

4.° Elles different des tumeurs qui ont un fiége commun avec elles.

1.° De la pneumatomphale, en ce que cette tumeur étant comprimée fe diffipe & reparoît auffi-tôt avec fifflement dans quelque fituation que foit le malade.

L'Hernie, je parle de l'entéromphale, fait un gargouillement en rentrant dans le ventre, & non en fortant. De plus, quand le malade eft couché fur le dos, la tumeur, une fois réduite, ne fort pas, quelque légere que foit la compreffion ; au lieu qu'elle n'empêcheroit pas les vents de reffortir.

2.° De la farcomphale, qui eft une tumeur charnue de l'ombilic, dure, ré-nitente au toucher, & qui ne rentre ja-mais. L'Hernie, au contraire, a moins de confiftance & rentre, ou a rentré dans le commencement.

3.° De l'hydromphale, en ce que l'on fent dans cette tumeur, qui contient de

l'eau , une fluctuation manifeste. Les
tégumens , quand elle est considérable,
font plus minces & ont de la transparence ; ce qui n'est pas dans l'Hernie.

4.º De la varicomphale, en ce que
cette tumeur, formée par la présence
du sang qui circule dans les vaisseaux
de l'ombilic non oblitérés , contre leur
ordinaire, a, comme la tumeur aqueuse;
une fluctuation, mais plus obscure.
Quand elle est petite elle rentre insen-
siblement par la pression simple : il n'en
est pas de même quand elle est ancienne
& plus grosse. Cette tumeur differe encore par la consistance de l'Hernie. Au
reste, l'erreur ne seroit pas dangereuse,
quand on confondroit l'Hernie avec
cette tumeur, notamment dans les premiers temps, & lorsqu'on ne tenteroit
d'autre secours que les bandanges, puis-
que la méthode curative doit être exactement la même.

Prognoſtic.

L'entéromphale eſt plus dangereuſe & plus ſuſceptible d'étranglement que l'épiplomphale.

Les nouvelles, toutes choſes égales, ſont plus aiſées à guérir que les anciennes. Celles qui ſont accompagnées de la rupture du péritoine, ſont incurables. Il eſt inutile, & même dangereux, de tenter la cure des éventrations, à cauſe de la compreſſion que cauſeroit la rentrée des viſceres ſur les gros vaiſſeaux, &c. Plus ces tumeurs ſont conſidérables, moins elles ſont ſujettes à l'étranglement ; elles ſont en général plus fâcheuſes, & plus incommodes que dangereuſes. Benivenius (*a*) a vu une de ces Hernies qui pendoit juſqu'entre les cuiſſes à un femme, qui vieillit avec

_____

(*a*) Chap. 5 pag. 144.

cette infirmité. Le célebre Boheraave *(a)*
vit à une femme une grande quantité
d'inteſtins ſortis de l'abdomen, & former une maſſe énorme, qui augmentoit encore beaucoup pendant la groſſeſſe : cette femme vécut cependant bien
des années ſans qu'elle éprouvât d'autre
incommodité que la perte du centre de
gravité. Ces exemples, ſi propres à raſ-
ſurer les malades, ne doivent pas les
rendre indolens ſur leur état: car, ajoute
ce grand homme, j'ai vu mille fois une
petite partie des inteſtins incarcérée dans
ces Hernies, occaſionner des douleurs
cruelles, le vomiſſement, le hocquet,
& bientôt après la mort.

De toutes les Hernies, celle-ci eſt une
de celles où l'étranglement eſt moins
ordinaire : mais quand il arrive, le progrès des accidens eſt très-rapide, & demande la célérité des ſecours de l'art.

(a) De morb. nerv. pag. 177.

Curation.

Quand ces Hernies font volumineu-
ſes, & qu'elles reſtent ſorties depuis
long-temps, il n'y a d'autre moyen que
de pallier les maux, en empêchant
l'accroiſſement de la tumeur par le bandage ſuſpenſoire. Il ne ſeroit pas pru-
dent, par les raiſons que nous en venons
de donner, de penſer à la réduction.
Dans les cas où elle ſera utile, on y pro-
cédera de cette maniere :

On fera coucher les malades ſur le dos,
la poitrine inclinée, les genoux fléchis,
ainſi que les cuiſſes, les os des îles ſou-
tenus latéralement, le centre du baſſin
un peu élevé pour mettre les muſcles
du bas-ventre, & ſpécialement les muſcles droits, dans un état de relâchement. On embraſſe enſuite la tumeur
avec les doigts, & l'on pouſſe, par des
mouvemens ménagés dans une direction

tion perpendiculaire, de maniere à faire rentrer en détail les parties sorties. On peut même favoriser cette manœuvre par des compressions sur les parties latérales du bas-ventre. Saviard (*a*) conseille, pour la guérison radicale de cette maladie, de faire, après la réduction des parties, la ligature de la portion ombilicale excédente. Il rapporte quelques succès de cette méthode sur de jeunes sujets. Cette pratique étoit celle de quelques Anciens, & de Celse en particulier. Il la décrit, *liv.* VII, *chap.* 17; mais comme les moyens les plus doux méritent toujours la préférence, & que d'ailleurs cette ligature n'est pas sans danger ; j'estime qu'il est plus sûr de s'en tenir à l'application du bandage, qui opere sûrement & sans douleur des guérisons assez fréquentes dans les enfans. Pour en accélérer le succès, on peut

_____

(*a*) Obs. 9, pag. 45.

L

y joindre avec avantage les remedes internes & externes que nous avons proposés dans la cure des Hernies en général.

Il y a plusieurs bandages connus pour l'exomphale ; nous allons en décrire quelques-uns, en passant des simples aux composés.

Le bandage qu'on appelle *simple*, consiste dans une plaque garnie de laine ou de coton, & proportionnée au volume de l'Hernie ; on y ajoute une ceinture composée d'une bande de cuir, doublée d'une lisiere de fin drap, ou d'une bande de toile neuve, & garnie de même que la pelotte. Cette ceinture est terminée par une courroie percée de plusieurs trous, destinés à recevoir un crochet rivé sur la plaque. Une boucle remplit également les mêmes vues.

Pour empêcher la ceinture de se rouler, on y met transversalement d'espace en espace entre la bande de cuir & celle

de drap ou de toile, de petites bandes
d'acier femblables à celles du reffort
des montres.

A l'égard de la pelotte, la forme
qu'on lui donne tend le plus fouvent à
dilater l'ouverture que l'on veut fermer. Il n'y a d'autre moyen d'éviter cet
accident, qu'en pratiquant un bouton
mollet & circonfcript, toujours plus
large que l'ouverture de l'Hernie, &
qui, dans les différentes attitudes, ne
faffe pas de violence aux fibres mufculaires ou aponévrotiques, qui font le
feul point d'appui de cette partie.

C'eft auffi pour cette raifon que le
bandage à reffort en fpiral ou à boudin,
peut être infidele & même nuifible dans
certains cas. Son défaut ne git pas tant
dans fon reffort que dans fon application immédiate fur l'ouverture qu'il dilate en s'y introduifant. Si ce reffort
fe trouvoit entre deux plaques, il
pourroit avoir des avantages diftin-

L 2

gués, & feroit prefque toujours préférable au bandage fimple ordinaire, en
ce que fa compreffion feroit plus exacte,
auffi facile & moins fujette à la dilatation qu'on lui reproche.

Pour cet effet il faut l'exécuter de la
maniere fuivante :

La premiere piece du bandage eft
une plaque d'acier; la feconde eft un reffort en fpiral, dont le premier circulaire
eft fixé fur cette plaque. Ce reffort doit
être d'acier trempé, plus ou moins élaftique en raifon de la force impulfive
des parties échappées. La troifieme partie eft une autre plaque de liége d'une
étendue & d'une forme convenable;
c'eft fur cette plaque que s'attache le
dernier circulaire du reffort. La ceinture eft la même du bandage précédent.

Il faut fe garder de donner aux plaques une figure quadrangulaire, toujours inutile & fouvent dangereufe. J'en
ai vu réfulter des Hernies ventrales aux

endroits où ces angles avoient été adap-
tés.

Dans les personnes maigres, j'ai réussi
à empêcher la pelotte de varier, en lui
donnant la configuration d'une gourde
ou calebasse applatie, à angles très-ob-
tus ; de maniere que la partie supérieure
se fixe par une ceinture, & l'inférieure
par une autre.

Les personnes grasses, & qui ont le
ventre éminent, se plaignent souvent de
cette variation de plaque. C'est un inconvénient qu'on évite par une ou plusieurs ceintures disposées en fourchettes.
On emploie encore, dans les mê-
mes vues, tantôt les sous-cuisses, &
tantôt le scapulaire : mais ces ressources,
incommodes & disgracieuses, spéciale-
ment pour les femmes, sont les dernieres auxquelles on doive avoir recours.

S'il y avoit circulairement des adhérences, il faudroit faire des cavités circulaires à la pelotte, tandis que l'on feroit

L 3

au centre des éminences pour retenir les parties : & en raiſon inverſe, ſi le vice contraire ſe rencontre. En un mot, on varie ſelon les différentes indications que préſente la maladie.

La groſſeſſe, l'hydropiſie, l'aſthme & quelques autres états naturels & contre-nature, où la compreſſion portée à certain dégré eſt douloureuſe, s'oppoſent ſouvent au ſuccès & même à l'application des bandages ordinaires. Ces cas difficiles ſont, quoi qu'on en diſe, le triomphe du bandage de M. Suret. L'accuſation qu'on lui intente de ſe déplacer & de laiſſer échapper les parties, appartient moins au bandage qu'à l'artiſte. Jamais les parties ne ſeront contenues, que la puiſſance miſe en oppoſition, ne ſurpaſſe de quelques dégrés leur impulſion. Si l'on veut obtenir de ce bandage l'effet déſiré, il ne s'agit que de ſavoir proportionner la force du reſſort. Par-là, le bandage ſe trouvera

vengé, & les accusateurs détrompés.
Je parle d'après mon expérience : mais
pour la pleine & entiere justification de
l'auteur, il ne faut qu'exposer ce qu'il
en dit dans les mémoires de l'Académie
de Chirurgie (a). « Les personnes in-
» commodées d'exomphale, dit-il, &
» dont les muscles du bas ventre ont
» peu de ressort, trouvent dans les ban-
» dages ordinaires les secours dont ils
» ont besoin pour maintenir leur Her-
» nie réduite. Il n'en est pas de même
» pour celles qui ont ces muscles capa-
» bles d'une puissante contraction ; il
» s'est trouvé de ces cas où les bandages
» les plus accrédités n'ont pu réussir.

» Un homme de l'art avoit une exom-
» phale dont le volume n'excédoit pas
» celui d'une grosse noix, & dont les
» parties rentroient facilement. Il me

_____

(a) Tom. 5. *in-12.* pag. 365.

L 4

» fit voir plufieurs bandages conftruits
» de différentes manieres, defquels il
» n'avoit reçu aucun bénéfice, quoiqu'il
» les eût vu tous reuffir à plufieurs de fes
» malades.

» Cette fingularité piqua ma curio-
» fité; j'examinai en conféquence d'où
» pouvoit venir la caufe du peu de fuc-
» cès de toutes ces machines. Je ne pus
» la découvrir dans les machines mêmes:
» mais en examinant le ventre, j'ap-
» perçus que lorfqu'il étoit affis, fon
» ventre étoit beaucoup plus gros &
» plus tendu que lorfqu'il étoit debout,
» couché, ou dans toute autre fituation.

» Je penfai pour lors que fi la pelotte
» qui doit s'oppofer à la fortie des par-
» ties, étoit maintenue en place par le
» moyen d'une ceinture qui pût s'al-
» longer ou fe raccourcir d'elle-même,
» en fe prêtant aux différens dégrés de
» tenfion & d'affaiffement dont fon ven-
» tre étoit fufceptible à chaque inftant,

» je pourrois empêcher que les parties
» ne ressortent.

» Je travaillai donc à trouver un
» moyen pour cela, tel, que remplissant
» mon dessein, il n'occasionnât aucune
» douleur ; & j'eus la satisfaction d'y
» réussir.

» J'imaginai & je fis construire un
» bandage, composé de même que tous
» ceux à l'exomphale, de deux parties
» principales ; savoir, d'une piece solide
» qui fait l'office de pelotte, & d'une
» ceinture flexible qui la retient en
» place. La piece solide est une lame
» d'acier écroui entre l'enclume & le
» marteau. Elle a sept pouces de long
» sur trois de large dans son milieu, le-
» quel, après sa rondeur, va en dimi-
» nuant jusqu'à ses extrémités, qui ont
» quinze lignes de largeur ; le milieu,
» ou ce qui forme le rond de la plaque,
» est embouti, suivant l'expression des
» ouvriers; c'est-à-dire, qu'une surface est

» convexe pendant que son opposée est
» concave ; celle-ci est en dehors : les ex-
» trémités de la plaque sont faites en gout-
» tieres pour loger deux petites courroies
» dont nous parlerons dans un moment.

» Jusques-là on sent que la partie
» bombée de cette piece doit servir de
» pelotte herniere ; mais on ne sait pas
» ce que la cavité, qui lui est opposée,
» reçoit ; j'y ai logé un moteur qui rend
» la ceinture plus ou moins longue,
» sans qu'elle perde rien de sa puissance
» dans aucune des situations que puisse
» prendre le malade.

» Ce moteur est composé d'un tam-
» bour ou barillet, au milieu duquel il
» il y a un arbre, sur lequel le ressort spi-
» ral, est accroché par une de ses ex-
» trémités, & par l'autre au-dedans du
» barillet. Ce barillet est entre deux pla-
» tines, lesquelles sont traversées par
» l'arbre, & soutenu par quatre piliers
» qui enferment la cage. Quatre rou-

» leaux bordés par leurs extrêmités,
» font l'office de poulie, qui dirige les
» cordelettes. Celles-ci font attachées
» par un bout au barillet, & par l'autre
» aux petites courroies, que nous avons
» dit être logées dans les gouttieres de
» la plaque. Au-deſſus d'une des deux
» platines, il y a un encliquetage engagé
» dans l'extrêmité de l'arbre la plus fail-
» lante. Cet encliquetage eſt compoſé
» d'une roue en rochet, d'un cliquet
» & de fon reſſort.

» C'eſt par le moyen d'une clef à
» carlet que l'on bande le reſſort ſpiral,
» en tournant plus ou moins l'arbre du
» barillet, ſuivant le dégré de force
» dont on peut avoir beſoin pour con-
» trebalancer les efforts des muſcles du
» bas-ventre, ſur-tout lorſque le malade
» eſt aſſis ; le tout eſt recouvert de cha-
» mois.

» La ſeconde piece principale de ce
» bandage eſt une ceinture de chamois,

» en double, & garnie entre deux, aux
» bouts de laquelle font placées à dé-
» meure une bouche de chaque côté,
» deftinées à recevoir les deux mor-
» ceaux de cuir que nous avons dit être
» logés dans les gouttieres des branchés
» de la pelotte. Ces courroies font per-
» cées de plufieurs petits trous, à tra-
» vers lefquels paffent les ardillons des
» boucles pour ferrer plus ou moins la
» ceinture.

» Moyennant cette conftruction, ce
» bandage étant convenablement appli-
» qué fur la dilatation ou rupture de
» l'anneau ombilical, il fuit toutes les
» fituations différentes du ventre don-
» nées par les mufcles, fans quitter fa
» place & fans géner le malade, puifque
» la ceinture n'incommode pas plus le
» malade que s'il n'y en avoit pas.

» L'on voit que le fond de cette mé-
» chanique dépend d'une petite machine
» faite fur les principes de l'horlogerie,

» & appliquée au bandage : j'ai encore
» fait l'application de cette méchanique
» à un autre bandage propre à mainte-
» nir le rectum relaché, fur-tout par des
» paquets d'hémorroïdes ; ce qui a par-
» faitement réuffi.

CHAPITRE IV.

Hernies ventrales.

ON appelle *Hernies ventrales* , toutes celles qui fe manifeftent fur les parties latérales du ventre & fur la ligne
blanche depuis un travers de doigt au-
deffus de l'ombilic jufqu'au pubis.

De ces Hernies, les unes fe font par
la fection, d'autres par la dilatation du
péritoine. Les plus communes font celles
qui fe manifeftent dans l'interftice de la
ligne blanche & des mufcles droits, ou
à leurs portions aponévrotiques. Elles
font plus rares dans les fibres charnues.

Une chofe digne de remarque, c'eft
que quelquefois (*a*) on a vu l'Hernie
ventrale furvenue au-deffus des anneaux
par le relâchement de l'aponévrofe des
mufcles, defcendre jufques dans les bourfes, comme celles de l'aîne : mais ce fait
n'eft pas neuf, quoique rare. M. Mery
(*b*) a vu une de ces Hernies tomber dans
le fcrotum ; elle étoit formée par la la-
xité & le prolongement des aponévrofes des mufcles oblique externe, oblique interne & tranfverfe, fuivis du péritoine : dans cette poche, avoient paffé
prefque tous les inteftins-gr les.

Souvent ces tumeurs font fi petites,
que malgré les accidens de l'étranglement, on a peine à les appercevoir.
D'autrefois auffi elles deviennent très-
confidérables. Après l'accouchement fur-
tout, s'il fe gliffe dans l'intervalle de la

(*a*) Lachauffe, *Diff. de Hern. ventral.*
(*b*) Mém. de l'Acad. des Scien. ann. 1701,
pag. 289.

ligne blanche & de muscles droits quelques portions des visceres, la pente fa-
vorise bientôt les progrès du mal, qui
augmente de jour en jour, quand on ne
s'y oppose pas de bonne heure. Quelquefois les parties sorties parviennent
à former un second ventre qui descend
au milieu des cuisses, & même plus
bas (*a*).

Qui croiroit que la matrice & le fœtus
qu'elle contient, peut former Hernie ?
C'est cependant, assure le célebre Ruisch
(*b*), ce que j'ai vu : mais ce qu'il y a de
plus remarquable, c'est que la femme
accoucha heureusement à terme par les
voies naturelles, quoique cette Hernie
tombât jusqu'aux genoux.

Un exemple aussi frappant, est celui
dont parle Baverus (*c*) : toute l'étendue

(*a*) Mém. de l'Acad. Royale de Chir. *tom.* 1.
pag. 341. *édit. in-*12.
(*b*) Decas 2. *pag.* 23. *advers. Anatom.*
(*c*) Baverus. *Acta Phisico-Medi* vol. 11. *obs.*
24. *pag.* 4.

de l'abdomen, depuis le cartilage xiphoïde jufqu'au pubis, avoit fouffert une telle diftenfion, qu'elle ne formoit qu'un fac pendant jufqu'aux genoux, à travers duquel on pouvoit diftinguer le conflit des vents.

J'ai obfervé au-deffus de l'os des îles, & au défaut des fauffes-côtes, du côté droit, une tumeur dont la bafe étoit fort évafée, & qui rentroit par la preffion, & tomboit, par fon propre poids, auffi-tôt qu'elle étoit abandonnée à elle-même. Il me femble que cette tumeur étoit une Hernie du foie.

La veffie elle-même peut former Hernie au bas-ventre. M. le Dran *(a)* fut mandé pour un homme âgé de 40 ans, réduit à l'extrémité à l'occafion d'une rétention d'urine qui avoit été précédée de plufieurs autres. Outre la tumeur que

_____

(a) Mém. de l'Acad. de Chir. *tom. 5.* in-12. pag. 45. & 46.

la veffie gorgée d'urine , formoit au-
deffus du pubis, il y en avoit une feconde à côté du mufcle droit, & un peu
plus élevée que la premiere, laquelle
cédoit facilement au toucher. La premiere tumeur fut vuidée par la feconde,
& la feconde ne céda qu'à la preffion,
qui détermina de nouveau le cours des
urines. M. le Dran, qui ne put ouvrir
le cadavre, après la mort du malade,
conjecture que la feconde tumeur étoit
une poche formée par l'urine amaffée
dans la tunique nerveufe de la veffie,
qui avoit été pouffée peu-à-peu dans
l'intervalle que les fibres de la tunique
charnue laiffoient entr'elles. Cette poche, ajoute ce célébre Chirurgien, n'a-
voit de difficulté à fe vuider que par le
refferrement de ces mêmes fibres charnues, qui formoient une efpece d'anneau autour de la poche dans fon union
avec la veffie.

M

CAUSES.

Aux caufes générales nous ajouterons la leucophlegmatie, & plus encore le virus fcorbutique, qui détruit la cohérence des fibres mufculaires entr'elles. L'écartement des mufcles droits de la ligne blanche dans la groffeffe ou l'hydropifie, l'affoibliffement ou le relâchement des aponévrofes, la refpiration gênée ou retenue, les inftrumens à vent, les plaies pénétrantes, les abcès, les dépôts, font toutes caufes capables de former feules des Hernies. Elles feront accélérées par les coups, les chûtes, les fufpenfions par les bras, certaines extenfions forcées, l'élévation & le tranfport de quelque fardeau, les points d'appui répétés fur certains endroits du ventre, les renverfemens en arriere, &c.

Diagnostic.

Cette tumeur se connoît par la facilité qu'elle a ou qu'elle a eu de rentrer & de sortir successivement, soit par la position, soit par le *taxis* ; l'épiploon ou l'intestin seul, ou tous les deux ensemble, peuvent participer à la tumeur. Si c'est l'épiploon, la tumeur pâteuse, mollasse rentre avec moins de facilité, sans bruit. Si c'est l'intestin, elle est plus élastique, rentre avec un gargouillement & plus de facilité. Enfin de la réunion de l'un & de l'autre viscere dans la tumeur, s'ensuit le mélange des signes établis ci-dessus.

Si le foie ou la rate sont contenus dans la tumeur, la résistance est plus forte, la consistance plus solide. On distingue aisément par le tact si la tumeur est interne, ou si elle a son siege dans les tégumens.

L'estomac engagé dans la Hernie, rend

la tumeur plus confidérable après le repas, & donne des coliques fréquentes.

La préfence de la veffie n'eft pas équivoque, lorfque, 1.º la tumeur offre une
ondulation manifefte ; 2.º que la fonde
ou la compreffion fur la tumeur fait dé-
gorger l'urine par fon propre canal ;
3.º que la tumeur s'affaiffe pour reparoî-
tre bientôt après une nouvelle collection
de liquide urinaire. De la privation de cet
écoulement s'enfuivent les accidens les
plus graves, tels que la tenfion de l'abdomen, l'inflammation, la fiévre, les
épreintes, les vomiffemens, les hocquets,
&c.

Différences.

Ces tumeurs different entr'elles par
leur volume. 1.º On a vu, par ce qui
précéde, qu'il y en a de très-petites, &
qu'elles peuvent devenir énormes.

2.º Par leur fimplicité, leur compofition & leur complication. Si l'épiploon feul ou l'inteftin forme la tumeur

elle eft fimple ; fi tous les deux s'y réunif-
fent, elle eft compofée ; & compliquée,
lorfque l'adhérence ou quelqu'autre accident y furvient.

3.º Par les endroits où elles fe rencontrent, ces endroits font indiftinctement
l'étendue du bas-ventre, que nous avons
défignée au commencement de ce chapitre.

Prognoftic.

On peut dire en général que ces Hernies font fâcheufes : les petites font fujettes à fe manifefter tout-à-coup par les
fymptomes de l'étranglement. Les groffes font fort incommodes : elles caufent
des tiraillemens d'eftomac, de mauvaifes
digeftions, des pefanteurs, des dégoûts,
des vomiffemens même, des coliques
habituelles, & beaucoup de vents. Telle
eft l'iliade des maux qui menacent ou
qui affligent ces malheureux herniftes.
La confolation qui leur refte, c'eft que

dans ces groſſes Hernies l'étranglement eſt plus rare, à la vérité, mais il eſt preſque infailliblement mortel lorſqu'il arrive. Ce qu'il y a de certain, c'eſt que celles de ces Hernies qui ſont faites par la ſolution de continuité du péritoine, celles qui ont contraƈté des adhérences, comme celles qui ſont très-volumineuſes, celles enfin qui ſont formées par l'écartement des fibres charnues, ne guériſſent preſque jamais, & les malades n'ont d'autre reſſource que le bandage, qu'ils doivent conſtamment porter toute leur vie. La vieilleſſe eſt encore un puiſſant obſtacle à la guériſon de ces infirmités ; elles en ſont même les triſtes & fideles compagnes.

Cure.

La réduƈtion eſt ici la même que celle de l'exomphale : avec cette différence, que l'on fait coucher le malade ſur le côté oppoſé à la maladie.

Quant au second moyen curatif, on l'obtient des bandages & des médicamens.

Les bandages pour ces Hernies sont les mêmes que pour celles de l'ombilic ; leur forme est ronde, ovale, oblongue, ou quarrée. Cette derniere figure a des inconvéniens considérables, comme d'affaisser par ses angles le tissu graisseux plus que le corps de la plaque, & de pénétrer entre les fibres musculaires.

Les petites Hernies, que l'on peut réduire & contenir, peuvent se guérir par le bandage simple, & les autres remedes décrits au chapitre précédent.

Des deux moyens de guérison dont nous venons de parler, le premier n'est pas toujours praticable, lors même qu'il est possible. Dans les Hernies volumineuses qui restent sorties depuis longtemps, on a des exemples funestes de ces tentatives & de leurs succès. Il ne faut pas douter que la répulsion d'un

paquet immenſe de viſceres dans la cavité, ne doive cauſer & ne cauſe préſ-
que toujours dans l'économie animale
une révolution ſubite & mortelle. Ces
parties ſe ſont faites, à la longue, une demeure étrangere ; pour les en chaſſer, il
faut ſuivre la même marche & diſpoſer
inſenſiblement la premiere habitation à
les recevoir. Mais comment y réuſſir ?
Je ne ſais qu'un moyen : c'eſt de faire
rentrer une portion, puis une autre ſucceſſivement, & à différentes repriſes
éloignées. Un bandage ſuſpenſoir contient & borne de plus en plus les parties
à meſure qu'il en rentre. Quand tout,
ou la plus grande partie, eſt rentrée, ſi
l'on ne peut obtenir la réduction complette, on paſſe à l'uſage d'un bandage
propre à loger le reſte de la tumeur. Si
l'on prévoit cette manœuvre impoſſible,
il ne reſte de reſſource que dans le bandage ſuſpenſoir, ou quelquefois dans
une ventriere, c'eſt-à-dire, un bandage
qui

qui enveloppe tout le bas - ventre, ou tout un côté du ventre.

Quoiqu'une Hernie ait contracté des adhérences, il n'en faut pas moins tenter la réduction, mais mollement & fans effort : parce que fi l'on obtient au moins le retour de la plus grande partie, alors on applique un bandage, à la plaque duquel feront pratiquées des éminences & des cavités propres à loger les différentes inégalités de la tumeur.

CHAPITRE V.

Hernies de l'aîne ou Bubonocelle.

LORSQUE quelques-unes des parties contenues dans la capacité du bas-ventre s'échappent par les ouvertures des muf-cles obliques & forment une tumeur dans l'aîne, on l'appelle *Hernie inguinale* ou *bubonocelle*. Elle eft commune aux deux fexes ; mais bien plus particuliere aux hommes pour des raifons tirées de la

N

conformation des parties; de-forte que de cent hommes qui ont des Defcentes, il s'en rencontre quatre-vingt-dix d'in-guinales. Il n'eft pas rare d'en avoir deux à la fois, une à chaque aîne; &, ce qui n'eft pas fans exemple, deux du même côté, une inguinale & l'autre crurale. J'ai même vu une femme en avoir une inguinale, une ombilicale, plufieurs ventrales, & une chûte de matrice.

On a divifé ces Hernies en incomplet-tes & en complettes.

Lorfqu'elles ne paffent pas le pli de l'aîne, on les regarde comme incomplet-tes, & elles confervent le nom de *bubo-nocelle.*

On nomme *ofcheocelles* ou *complet-tes* (a) celles qui defcendent jufques dans

_____

(a) Il femble que la divifion feroit plus exa-&e, en appellant complettes les Hernies dans lefquelles tout le calibre inteftinal eft inté-reffé, & incomplettes lorfqu'il n'eft que pincé dans un feul point.

les bourfes aux hommes : celles qui tombent dans les grandes lévres aux femmes font confidérées comme des inguinales complettes ; elles n'ont pas d'autre nom particulier , parce que cette efpece de Hernie des femmes étoit inconnue aux anciens. Il n'y a méme pas encore un fiecle que l'on mettoit en queftion fon exiftence. Elles peuvent devenir complettes d'une autre maniere. Chez les femmes, j'ai obfervé plufieurs fois que ces Hernies defcendoient le long de la cuiffe vis-à-vis les grandes lévres.

Les Hernies de l'aîne ont encore reçu des dénominations particulieres, relativement aux parties qui les compofent.

L'Hernie de l'inteftin feul fe nomme *enterocelle* ; celle d'épiploon, *épiplocelle* ; celle de veffie, *cyftocelle.* Nous pourrions multiplier les noms ou les rendre plus compofés , en raifon des autres parties qui peuvent y étre intéreffées ; mais nous nous bornons à ceux-ci, parce que ces especes sont les plus ordinaires.

Les inteftins qui s'engagent le plus communément sont, de l'aveu de tous les obfervateurs, l'iléon & le colon ; on a auffi remarqué que dans certains fujets le colon avoit plufieurs appendices femblables à celle du cœcum, lefquelles pouvoient former Hernie (a). Ces appendices peuvent dépendre d'un vice de conformation primitive, puifque M. Suë conferve une portion d'inteftin qui en porte plufieurs. M. Gunzius (b) en conferve une à peu près femblable. Il eft poffible auffi que l'inteftin pincé dans l'anneau, s'y allonge peu-à-peu & forme dans la fuite une forte de tuyau ou cul-de-fac analogue à la branche qui fort d'un tronc. Ce qui paroît étayer cette conje-

---

(a) On en a vu de pareilles à l'iléon. Ruifch. thef. Anat. VII. num. XV. not. 3. ibid, tab. IV. fig. 2 & 3. & catalog. rarior. pag. m. 63. fig. 3.

(b) Obferv. de Herniis, pag. 6. Prefque toutes ces appendices étoient à l'iléon.

ture, c'eft que M. Littre (*a*) a trouvé
l'inteftin plus mince à l'endroit qui donne cette production. La raifon, ce femble,
en eft que cet allongement fe fait aux dépens de l'épaiffeur du calibre inteftinal.

La membrane qui flotte fur les inteftins, je veux parler de l'epiploon, eft
auffi fort fujette aux Hernies: mais le
plus fouvent du côté gauche, en ce
qu'elle defcend plus bas de ce côté. Ces
parties ne font pas feules fufceptibles
d'un tel déplacement: les tefticules, la
matrice & les ovaires, la veffie, la plupart des autres inteftins, la rate & l'eftomac même peuvent y concourir.

M. Mery (*b*) dit avoir vu ce dernier
vifcere tellement tiraillé par un paquet
inteftinal formant Hernie, qu'au lieu de
décrire une ligne courbe au travers de la
partie fupérieure du ventre, il en décri-

(*a*) Mem. de l'Acad. des Sciences, *année*
1700. *pag.* 421. & 434.
(*b*) Mém. de l'Acad. des Sciences, *année*
1701. *pag.* 289.

N 3

voit une droite, en tombant perpendiculairement du diaphragme dans la partie inférieure de cette cavité.

M. Suë, Mᵉ en Chirurgie, profef-
feur & démonftrateur en Anatomie aux
écoles de Chirurgie de Paris, l'a vu defcendre dans un cadavre jufqu'à la crête
de l'os des îles ; & dans un autre fujet, il
l'a vu engagé dans l'aîne avec l'inteftin.

Dans une femme morte de fluxion de
poitrine, qui faifoit le fujet de ma dif-
feċtion, j'ai obfervé que la rate defcen-
doit jufques dans le petit baffin ; & cela
n'a rien de merveilleux, fi l'on fe rap-
pelle que Ruifch (*a*) a vu, à l'ouverture
du cadavre d'une vieille femme, ce vifcere former dans l'aîne une tumeur que
l'on avoit crue produite par un placenta
laiffé dans la matrice.

Sennert (*b*) & d'après lui, Doërin-

_____

(*a*) Ruifch, *Adver. Anat. de caf.* 11. p. 23.
(*b*) *Inftit. Med.* l. 2. par. 2. chap. 9. &
prat. 1. 4. p. 1. fec. 2. chap. 17.
Doëring. *apud* Hildan. pag. 893.

gius, rapportent que la femme d'un ton-
nelier, aidant son mari à courber une
perche, une des extrémités vint la frap-
per dans l'aine droite. Ce coup fut bientôt suivi d'une tumeur, qui, dans l'espace de quelques mois, parvint à un
énorme volume. On ne tarda pas à s'appercevoir que c'étoit un enfant qu'elle
contenoit ; &, au terme ordinaire, on
fit à cette femme l'opération césarienne,
qui sauva la vie à l'enfant, & occasionna
la mort de la mere par une gangrene qui
survint à la plaie.

Il y a des exemples répétés de testicules restés dans le ventre, ou arrêtés aux
anneaux jusqu'à l'âge de puberté, &
même toute la vie. D'après Ruland &
Rioland, Bartholin (*a*), Haller (*b*) , &
plusieurs autres observateurs célébres,
en font foi.

J'ai eu occasion d'en voir plusieurs

(*a*) Barthol. *Anat. refor.* pag. 135.
(*b*) Haller. *Opuscul. path.* pag. 65 hist. 3.

dans ce cas, entr'autres un homme de vingt ans & l'autre de quarante, dont les deux testicules se présentoient aux aines. Il est rare que d'autres parties s'engagent avec les testicules. Cependant (*a*) M. Mery fit l'opération du bubonocelle à un jeune homme de dix-huit à vingt ans; le sac ouvert, on trouva le testicule arrêté dans l'anneau avec une portion intestinale étranglée.

Paré (*b*) guérit un enfant qui portoit un testicule dans l'aîne, en lui ordonnant de danser & de sauter, & après avoir fait supprimer un bandage & un emplâtre que l'on avoit imprudemment appliqués sur cette tumeur. La même imprudence a quelquefois encore ses exemples de nos jours; & j'ai plus d'une fois été assez heureux pour y soustraire quelques victimes. Cet examen devient d'une importance

---

(*a*) Tom. 1. obs. 18. pag. 340.
(*b*) Lieu cité.

infinie dans les enfans auxquels cette disposition est plus commune qu'on ne se l'imagine : aussi prend-on souvent chez eux pour Descentes des tumeurs formées par la sortie & la chûte imperceptible & gradative des testicules dans les bourses.

La vessie urinaire peut sortir seule, ou avec d'autres parties, par un des anneaux ou par tous les deux ensemble. Dans ces cas, on a remarqué assez constamment que la vessie surpasse quelquefois du double sa capacité naturelle, soit que ce vice de conformation dépende d'une constitution primitive, ou qu'il soit l'effet de quelque maladie précédente.

CAUSES.

Aux causes générales, communes à toutes les Hernies, s'en joignent d'autres qui sont particulieres à celles-ci, & que l'on distingue en causes internes & externes.

Parmi les caufes internes, on place la pofition du corps perpendiculaire à l'horifon. Cette pofition oblige les parties contenues dans la capacité du bas-ventre à fe porter vers les anneaux qui fe trouvent à fa partie la plus déclive. De plus, le péritoine abreuvé par l'humeur de la tranfpiration qui féjourne entre les rides ou cellules qu'il forme en cet endroit, eft difpofé à fe relâcher, à fe diftendre, & à céder à la force impulfive des parties.

A ces caufes, on peut ajouter un prolongement du péritoine, qui forme une efpece de cul-de-fac long d'un pouce, & quelquefois plus, dont le calibre n'excede guéres celui d'une plume à écrire. Cet appendice a été obfervé par plufieurs anatomiftes, tels que Nuck (*a*), Schrader (*b*), & par Delaunay, Chirurgien her-

(*a*) Adenograph. Fig. 39. & 40. & pag. 130.

(*b*) *Inftit. chir.* c. 25.

niaire (*a*) à l'ouverture du cadavre d'un
jeune homme mort d'une Hernie avec
étranglement. Il en eft des exemples ;
mais ce n'eft pas une raifon pour en conclure, comme l'a fait Reneaume (*b*),
que c'eft la caufe la plus ordinaire des
Hernies des enfans.

L'exiftence de cet appendice n'eft pas
d'une obfervation auffi journaliere, ni
peut-être auffi fure que les partifans de
cette opinion ont bien voulu le faire entendre. Il eft plus vraifemblable, & l'obfervation paroît le confirmer, que l'inteftin & l'épiploon fuivent le tefticule
dans fa chûte, plus ou moins lente dans
les bourfes. C'eft, je penfe, ce qui rend
les Defcentes fi communes dans les enfans.

A l'égard des Hernies de veffie, ce
qui concourt à les faire naître, font les

(*a*) Inftruct. fur les Defcentes.
(*b*) Effai fur les Hernies, pag. 138.

conformations vicieufes de ce vifcere, les rétentions durine & l'embonpoint exceffif. Pendant la groffeffe, fur-tout la compreffion qu'éprouve naturellement la veffie dans fon état de plénitude entre le pubis & la matrice, doit tendre à l'allonger infenfiblement fur les côtés, & à favorifer, par ce moyen, fon paffage par les anneaux à la premiere occafion donnée. Cela arrivera avec d'autant plus de facilité, que le péritoine ne forme pas, comme aux autres vifceres, d'obftacle à fa fortie, par la raifon, comme tout le monde le fait, que la veffie eft hors du péritoine.

Les caufes externes, font l'exercice des armes; l'écartement fubit & répété des cuiffes, foit en montant un cheval trop corpulant, foit de tout autre maniere; les grandes & exceffives courfes, foit à pied, foit à cheval; les longues féances à genou, les coups reçus dans l'aîne, &c.

Ruisch (*a*) a observé, que la frayeur avoit plus d'une fois occasionné de ces Hernies. On sent qu'il est nécessaire que des causes prédisposantes s'y joignent, ou que les parties aient déjà fait quelque chemin à travers les ouvertures. C'est ce qui paroît prouvé par les détails de cet auteur célébre.

Diagnostic.

Les signes diagnostics consistent à se rappeller, 1.º si l'on a fait un long usage d'alimens gras, huileux, ou chargés de particules visqueuses ou bitureuses ; si le sujet est d'un tempérament gras ou exténué par de longues maladies ; s'il a des constipations habituelles ; s'il a eu une hydropisie, &c.

2º. Si la tumeur a été précédée de coups, chûtes ou d'efforts violens ; si l'on s'est livré à de rudes travaux, à des

---

(*a*) Cent. 1. obs. 98.

exercices pénibles ; si l'on a eu quelques plaies pénétrantes, &c.

D'après cet examen, on s'assure de l'existence de la maladie, par la présence d'une tumeur qui n'a qu'une consistance médiocre, & qui est encore, ou qui tout au moins a été susceptible de réduction, qui grossit ou bombe davantage dans la toux & les fortes inspirations.

Si c'est un épiplocelle, la tumeur sera inégale, pateuse, mollasse, & glissera aisément sous les doigts. L'enterocelle, au contraire, est plus égale, plus lisse, & offre au toucher plus de ressorts. Quand l'Hernie est composée de l'intestin & de l'épiploon, ces signes sont mixtes, c'est-à-dire, que l'on sent dans certains points de la tumeur de l'inégalité, de la souplesse, & dans d'autres, plus d'élasticité: ou de plus, c'est qu'après la réduction d'une partie de la tumeur, l'épiploon reste ordinairement, parce qu'il devient plus difficile à réduire que l'intestin. Les signes symptomatiques pour les Hernies intestinales, sont des coliques vagues, souvent légéres, dans toute l'étendue du bas-ventre, des envies fréquentes & sans effet d'aller à la selle.

Les signes qui font croire qu'il n'y a qu'une portion de l'intestin pincée, c'est que cette espece d'Hernies a des progrès fort lents, & qu'elle ne devient jamais bien volumineuse ; les vents sont moins importuns, les digestions moins laborieuses, les coliques plus rares & plus légéres.

Celles d'épiploon sont accompagnées de tiraillement d'estomac de petites nausées, quelquefois de vomissement.

Enfin, un symptome commun aux deux especes, mais peut être plus particulier à l'épiplocelle, est une petite défaillance, qui a des retours assez fréquens, sans autre cause apparente.

Il survient du côté droit, & plus souvent du côté gauche, de petites Hernies, formée par l'angle de l'épiploon, qui ne font pas faciles à connoître, qui deviennent difficiles à réduire, & plus difficiles encore à contenir. On s'assure de cette maladie par la connoissance des signes propres à l'épiplocelle en général. Pour se convaincre ensuite que la maladie n'appartient ni au testicule ni au cordon des vaisseaux spermatiques, on agite & l'on releve doucement le testicule qui ne fait aucun mal, s'il est sain & en bon état, ainsi que ses dépendances.

L'Hernie de vessie se connoît, 1.° à la fluctuation que l'on sent, en touchant la tumeur, soit dans l'aîne, soit dans les bourses, lorsqu'elle est complette. 2.° En ce qu'elle est plus grosse avant d'uriner qu'après. 3.° En ce que le malade n'urine que goutte à goutte, avec de grandes difficultés, & qu'il est obligé de soulever & de presser la tumeur pour y réussir.

Quand

Quand la matrice ou les ovaires font engagés dans l'aîne, il eft naturel que fon col & le canal vaginal s'inclinent plus ou moins & fe courbent du côté où fe trouve l'Hernie. Enfin, il n'eft pas de figne plus certain de l'exiftence des tefticules aux anneaux ou retenus dans le ventre, que de s'affurer exactement de leur abfence dans les bourfes.

Différences.

Les Hernies de l'aîne différent entr'elles de plufieurs manieres. 1.º Par leur volume : il y en a de petites, de moyennes & de très-groffes. Th. (*a*) Bartholin a vu un homme dont les inteftins avoient tellement diftendu les bourfes, qu'elles lui pendoient entre les deux cuiffes comme un boiffeau. On appercevoit feulement au milieu de cette énorme tumeur l'extrémité de la verge.

_____

(*a*) Cent. 2. obf. 95.

O

Elles différent, 2.º par le lieu qu'elles occupent ; elles reftent au pli de l'aîne, ou s'étendent jufques dans le fcrotum, ou dans les grandes lévres de la matrice aux femmes.

3.º Par les parties qui les compofent : elles peuvent être formées d'épiploon, d'inteftin, de quelques-unes des parties dont nous avons parlé, ou d'une feulement.

4.º Par la reffemblance qu'elles peuvent avoir avec certaines tumeurs qui occupent le même fiége.

1.º Une différence générale, mais effentielle, entre les Hernies de l'aîne & les autres tumeurs qui furviennent dans les bourfes ou au corps, même des tefticules, c'eft que ces tumeurs prennent naiffance dans le fcrotum, d'où l'on peut aifément obferver leurs progrès, en remontant. Les Hernies, au contraire, commencent à l'aîne, & dirigent leur courfe, en devenant complettes, vers les bourses. On en peut dire à peu près autant des tumeurs qui arrivent aux grandes lévres chez les femmes. Quand c'est une tumeur qui leur est particuliere, l'aîne est parfaitement libre ; au lieu que si c'est une Hernie complette, la tumeur s'étend depuis l'aîne jusques dans les grandes lévres.

2.º Ces Hernies différent de l'abcès, en ce qu'il ne résulte de l'inflammation & de la douleur qui précédent ni coliques, ni vomissemens, ni tiraillement d'estomac, accidens qui ne manqueroient pas d'arriver, si l'inflammation avoit été occasionnée par l'étranglement de l'Hernie. Rarement l'abcès est-il circonspect, & l'Hernie l'est toujours ; sa base est très-large, & souvent il s'éleve très-peu en pointe, & l'Hernie est quelquefois plus étroite à sa base qu'à son extrémité, & presque toujours plus éminente que l'abcès : on sent de la fluctuation, & l'on n'en sent pas dans l'Hernie.

fi ce n'eft dans celle de la veffie : mais alors ces deux maladies ont leurs caracteres propres qui les diftinguent. La tumeur formée par la veffie, diminue par la preffion, avec un retour fubit du liquide, il eft vrai, quand l'on n'urine pas fur le champ Lorfque l'on urine, elle diminue auffi-tôt, & ne fe remplit que par dégré ; ce qui n'arrive pas dans l'abcès. L'Hernie de veffie differe encore de l'hydrocelle, en ce que dans l'Hernie de veffie on urine en relevant & comprimant les bourfes ; alors la tumeur s'éclipfe : ce qui n'arrive pas à l'hydrocelle.

L'hydrocelle eft tranfparente par l'accès d'une chandelle allumée, & l'Hernie de veffie ne l'eft pas.

Les tumeurs herniaires rentrent & fortent fucceffivement, & communément les abcès, ni les autres maladies défignées, ne le font pas.

L'hœmatocelle, appellée vulgairement *Hernie fanguine*, eft une tumeur

qui contient du fang. Elle differe de
l'Hernie, en ce qu'elle fait fentir de la
fluctuation fous les doigts qui la tou-
chent. La peau de la tumeur prend une
couleur obfcure, & tire même fur le
noir, caractere étranger à l'Hernie.

Le bubon differe de l'Hernie, en ce
que, 1.° l'Hernie eft d'une figure fphé-
rique, & quelquefois ovale, & fa bafe
eft étroite : au lieu que le bubon a bien
une figure le plus fouvent oblongue,
mais la bafe en eft large.

L'Hernie rentre par le *taxis*, & le bubon ne rentre pas : l'Hernie cede à l'impreffion des doigts, mais revient auffi-
tôt à fon premier état ; au contraire le
bubon eft dur, & ne cede pas : s'il cede,
c'eft lorfqu'il eft œdémateux, ou tombé
en fuppuration. Dans le premier cas, l'impreffion du doigt refte après la compreffion : dans le fecond, on fent de la fluctuation ; & alors il eft aifé de le diftinguer

de l'Hernie de veſſie par les ſignes détaillés ci-devant.

L'Hernie eſt plus proche des parties
de la génération dans l'aîne, & le bubon
occupe le pli de la cuiſſe.

Les grands cris, la toux, preſſent les
parties contenues vers les anneaux, &
font comme autant de coups de piſton,
qui font ſentir des pulſations au toucher; ce qui n'arrive pas quand ce n'eſt
qu'un bubon.

L'Hernie differe aiſément de la chûte
du teſticule dans l'aîne, en ce que le
teſticule ainſi arrêté, le ſcrotum eſt
vuide, au moins du côté de la tumeur.

Pour ce qui eſt de quelques Hernies
ventrales, qui ſurviennent au-deſſus des
anneaux, & tombent dans les bourſes ,
le ſiége primitif en eſt aſſez différent
pour ne pas s'y tromper.

Prognostic.

Les événemens qui peuvent réfulter des Hernies de l'aîne , dépendent du temps , de l'âge, du tempérament, du fexe , de la nature des parties forties, & de plufieurs circonftances particulieres. Dans les enfans , par exemple, cette maladie eft très-fufceptible de guérifon, par l'application convenable du bandage.

En général , les Hernies nouvelles font plus aifées à guérir que les anciennes; & celles qui reftent au pli de l'aîne, que celles qui reftent dans les bourfes.

Les Hernies accompagnées d'adhérences , font ordinairement incurables , & deviennent plus redoutables que les autres dans l'étranglement.

La Defcente d'épiploon eft généralement parlant moins facheufe que celle d'inteftin, & moins fujette aux accidens.

Cependant Fab. de Hilden (*a*) parle d'une Hernie d'épiploon qui devint mortelle par l'étranglement, le feptieme jour de fa naiffance.

Lorfque l'épiploon a contracté des adhérences, cette Hernie, toutes chofes égales d'ailleurs, eft plus facheufe que celle d'inteftin. Hænel a vu un Perruquier dans ce cas, qui étoit obligé de marcher tout courbé, dans la crainte de s'exciter au vomiffement. Après fa mort on trouva que l'épiploon, par fes adhérences dans l'aîne, tirailloit l'eftomac & le pylore (*b*).

Les Hernies qui rentrent font moins dangereufes que celles qui ne rentrent pas.

Les Hernies énormes ne doivent pas attendre de guérifon. Les petites font fouvent dangereufes & fujettes à l'étran-

(*a*) Hild. *obf. XII. cent. 1.*
(*b*) Gunzius *pag.* 100. *obf. anat. Chir.*

glement.

glement. Les Hernies de vessie, devenues complettes, sont rarement curables & encore moins lorsque la vessie
est adhérente au scrotum par quelques
points de sa superficie.

Les testicules restés dans l'aîne n'ont
rien de fâcheux ; le plus sage parti est de
laisser faire la nature.

Cure.

La plupart des malades ont, pour la
réduction des Hernies, une routine qui
mérite l'attention du Chirurgien, en ce
qu'elle est presque toujours puisée dans
la nature. J'en ai vu qui contournoient
leur corps, en s'inclinant vers le côté
sain ; d'autres qui reployoient la cuisse
du côté malade, en la dirigeant vers
l'ombilic. Ces attitudes sont également
favorables ; mais la compression que ces
malades font avec la paume de la main
sur toute la tumeur est fort vicieuse,
parce que le volume des parties qu'ils

P

repouffent avec violence, forçant les parois de l'anneau, le dilate infailliblement.

J'ai vu des herniftes employer avec fuccès une autre méthode, qui n'eft pas fufceptible du même inconvénient. Ils s'appuyent fur les genoux, les coudes pliés, la tête pendante entre les bras. Cette fituation met les mufcles dans un état de relâchement, & difpofe les vifceres à fe précipiter vers le diaphragme, de maniere que fouvent, en un demi-quart-d'heure & quelquefois moins, l'Hernie rentre d'elle-même.

C'eft, comme on voit, à la nature qu'ils doivent la plupart de ces leçons. On ne fauroit donc l'épier de trop près dans les chofes-mêmes qui s'offrent le plus fouvent à nos regards.

Le premier objet d'une réduction méthodique eft de relâcher la peau & les mufcles, & d'éloigner des anneaux le poids des vifceres. On y parvient en

faisant coucher le malade sur le côté opposé à l'Hernie, dans un plan très-incliné des hanches à la tête, les cuisses
pliées & un peu rapprochées du ventre.
Alors on embrasse avec les doigts la base
de la tumeur, & par des petits mouvemens circulaires dirigés vers l'os des
îles un peu obliquement, on fait rentrer
les parties peu à peu, contre l'ordre
qu'elles ont suivi dans leur sortie, c'est-
à-dire, en commençant par les dernieres parties échappées, jusqu'à ce que la
tumeur soit tout-à-fait affaissée. Comme
l'obliquité des anneaux s'efface dans les
anciennes Hernies qui sont très-volumi-
neuses, le succès est plus assuré en faisant la réduction en ligne directe.

Quand c'est une épiplocelle, ou dans
l'entéro-épiplocelle, qu'après la réduction du boyeau, il reste encore de l'épiploon, on ne risque rien, en faisant des
efforts un peu plus marqués que sur l'intestin; parce que l'on n'a pas les mêmes

dangers à courir : ce n'eſt ſouvent qu'a-
vec quelque rigueur qu'on parvient à les
faire rentrer. Après la réduction des
groſſes Hernies, le ſac herniaire, ſoit
par ſon volume, ſoit par l'épaiſſeur ac-
quiſe, pourroit en impoſer, & être pris
pour une portion d'épiploon, ſi l'on
n'y faiſoit une ſérieuſe attention. Ce ne
ſeroit pas la premiere fois que des gens
même expérimentés, s'y ſeroient trom-
pés. Dans ce cas, la réduction du ſac
n'eſt pas une choſe aiſée ; mais elle eſt
avantageuſe, parce que ce ſac ſe trouvant
ramaſſé en pelotton à l'ouverture, il ré-
ſulte de l'application du bandage que ſes
parois ſe collent & bouchent les anneaux
au point d'empêcher l'iſſue des parties.

La méthode attribuée à M. Sharp,
ſe réduit à ſuſpendre le malade, la tête
en bas, les genoux pliés ſur les épaules
d'un homme fort & vigoureux (a).

_____

(a) Recherch, ſur la chir. *pag.* 28.

Covillard, habile Chirurgien fran-
çois qui vivoit au commencement du
fiecle paffé, parle d'une méthode fort
analogue à cette derniere. « Il y en a,
» dit-il, qui logent le malade durant
» trois ou quatre heures dans un demi-
» bain d'huile tiéde, & après, lui font
» faire l'arbre fourchu, la tête en bas &
» les pieds contremont; & ainfi le maître
» tâche à ramener doucement l'intef-
» tin (a) ».

A l'égard du bain d'huile que l'on con-
feille ici, il me paroît plus dangereux
qu'utile. Je n'en dis pas autant de la fituation; elle a été falutaire dans bien
des circonftances où les autres avoient
échoué.

Si la réduction n'eft pas praticable,
il faut bien fe garder d'employer d'autre
bandage que le fufpenfoir. On fait dans
ce cas, & dans tous les autres, quels ac-

_____

(a) *Chirurg. opera.* pag. 142. l. 11. fect. 11.

P 3

cidens doivent réfulter de l'application
imprudente du bandage fur une tumeur
herniaire. Lors même que la réduction
eft méthodiquement faite, fi le bandage
eft trop ferré, mal fait ou inégal, quels
maux ne produira-t-il pas ? Ce font fouvent ces fortes de bandages qu'il faut accufer feul de ces maladies fi ordinaires
aux bourfes & aux tefticules : j'en pourrois adminiftrer la preuve. Un bourfier
appliqua fur l'Hernie inguinale d'un enfant, un bandage dont la pelotte étoit
trop longue & trop groffe, & d'une dureté finguliere. Il enduifit ce bandage de
fuif, dans la vue fans doute de le rendre
impénétrable à l'urine ; mais fon ufage
produifit le gonflement des vaiffeaux
fpermatiques, & une inflammation confidérable dans tous les environs. Les
accidens diffipés, j'appliquai un bandage
convenable, qui eut tout le fuccès que
l'on pouvoit défirer.

Quand les Hernies font petites & im-

mobiles, on laisse à la pelotte une dé-
preffion capable de loger la tumeur,
& d'en empêcher l'accroiffement. La
même maladie n'eft pas toujours préci-
fément accompagnée des mêmes fymptomes, ni des mêmes accidens ; &,
comme l'a fort bien remarqué Lequin,
les Hernies different entr'elles comme
les vifages. Une Hernie de l'aîne varie
à l'infini, foit relativement aux parties
forties, foit relativement à fa conformation extérieure. Il eft des régles généralement reçues ; mais ces régles ont
beaucoup d'exceptions. C'eft donc à un
artifte inftruit & appliqué à fe former des
idées juftes de l'état de la maladie & des
circonftances qui l'accompagnent pour
travailler avec fuccès au foulagement du
malade.

Avant que d'entrer dans un plus long
détail, il convient de donner la defcription de quelques bandages, & de-là,
nous pafferons à l'examen des avantages

que l'on peut tirer des uns & des autres; de la préférence que l'on doit donner à quelques-uns, & dans quels cas.

Le bandage de l'Hernie inguinale eſt diviſé en trois parties; ſavoir, ſon corps & ſes deux extrémités: le corps eſt la pelotte du bandage; l'extrémité, qui eſt fixée à la pelotte, s'appelle le col; & l'autre extrémité, la queue, où s'attache la courroie. Le bandage eſt compoſé d'une plaque, à laquelle eſt contenu un cercle d'acier artiſtement fait & d'une bonne trempe. Il y en a qui préferent l'acier battu à froid. Ces bandages nouvellement faits ont une forme très-élégante: mais à la ſuite, le cercle perd ſon élaſticité au point de ne plus contenir l'Hernie. Je ne ſais ſi on doit faire plus de cas du fer & de l'acier mélangés & battus à froid, recommandés par Arnaut. Si la diſtribution du fer n'eſt pas égale dans tous les points du cercle, comme cela arrive ſouvent, ils finiſſent

auffi par perdre leur reffort. C'eft pourquoi je m'en tiens le plus fouvent au cercle d'acier bien trempé, d'une foupleffe
& d'une élafticité convenables, avec une
inverfion plus ou môins confidérable proche la plaque, felon le dégré de compreffion que l'on veut donner au bandage.

La plaque doit être d'une forme
ovale, légérement convexe extérieurement. C'eft au centre de cette convexité
que s'attache un crochet folidement
rivé. Il y a des cas où l'on eft obligé
d'en mettre deux, un pour attacher la
courroie, & l'autre pour le fous-cuiffe: ce
dernier fe place à la partie inférieure de
la plaque, afin d'empêcher ; dans certains mouvemens, le bandage de remonter, fur-tout dans les perfonnes maigres.
Il faut enfuite garnir, d'une toile fine &
forte, la totalité de la plaque. On continue d'envelopper le cercle du bandage
de la même toile, ou d'une peau fine,
que je fais préparer, & qui a l'avantage

de préferver de la rouille l'acier dans les perfonnes qui ont d'abondantes tranf-pirations.

On recouvre la partie interne du cercle d'une lifiere de fin drap qui part de l'angle de la plaque exclufivement, excede l'autre extrémité du cercle, & fe prolonge plus ou moins, felon la groffeur du corps de la perfonne.

A l'extrémité de cette lifiere, s'attache fortement la courroie à laquelle on perce plufieurs trous, à quelques lignes de diftance les unes des autres, pour donner la facilité de relâcher ou de ref-ferrer, felon le befoin. On garnit ce cercle de crin, de coton, de laine, de flanelle, ou de quelqu'autre matiere, & on recouvre le tout d'une bande de chamois. La pelotte doit être garnie, bourrée & recouverte des mêmes ma-tieres dont nous avons parlé pour le cercle, & avec la précaution de la tenir égale, mollette & unie. La plupart des pelottes dures, inégales & fort convexes, font plus propres à dilater l'anneau qu'à contenir l'Hernie. Cependant chez les perfonnes graffes & replettes, fans une pelotte un peu groffe & convexe, on ne réuffiroit jamais à contenir les parties. Enfin la pelotte garnie & recouverte, comme nous l'avons dit, on coud au bord fupérieur extérieurement, un autre morceau de chamois qui recouvre le crochet & la courroie, & vient s'attacher par une boutonniere à un bouton qui fe trouve à la partie inférieure du bord externe.

Le bandage double differe du fimple, en ce qu'il a deux pelottes fur l'extrémité antérieure du cercle ; elles font & doivent néceffairement être plus étroites au bord inférieur, pour laiffer la liberté du mouvement aux cuiffes, & aux parties qui fe trouvent entr'elles, affez d'aifance pour qu'elles n'en foient point incommodées. Ces pelottes feront pofées à une diftance proportionnée à celle des anneaux, ou à l'intervalle de l'anneau, ou de l'arcade crurale, du même côté, ou du côté oppofé, quand ces maladies fe rencontreront enfemble.

La forme & le volume de la pelotte font relatifs à l'ouverture qui donne paffage aux différentes parties, & à d'autres circonftances particulieres. Il n'y a que l'expérience qui puiffe inftruire, de concert avec la connoiffance anatomique des parties, des variétés néceffaires dans les différens cas.

Le bandage double à demi-corps, a fouvent des grands avantages dans les doubles Hernies des aînes. Ce bandage eft en deux parties, & c'eft, à proprement parler, deux bandages fixés, par derriere, par une boucle, & par devant, par une courroie commune, d'où réfulte une facilité finguliere de graduer la preffion à volonté. Il eft d'une grande utilité aux perfonnes qui ont les aînes enfoncées, le pubis déprimé & les reins creux & profonds. Alors il eft infiniment fupérieur au bandage double ordinaire.

On eft fouvent obligé de mettre un fous-cuiffe pour empêcher le bandage de varier ou de remonter dans les différens mouvemens du corps.

Une chofe affez rare, qui devient cependant néceffaire à quelques perfonnes qui ont les hanches plattes, c'eft l'ufage du fcapulaire pour foutenir le bandage.

L'hernie d'épiploon n'eft pas aifée à contenir, quand elle eft fort confidérable. Cependant quand elle eft fufceptible de réduction, elle l'eft auffi d'être contenue. Je conviens qu'elle offre fouvent de grandes difficultés ; mais avec de l'attention & de l'habileté, elles ne font pas infurmontables. Le bandage roide, quand il eft bien fait, opere des merveilles, fpécialement fur les grofſes Hernies de l'inteſtin. Il ne cede pas facilement, comme le bandage d'acier, à la forte impulſion des parties, & ne demande pas une compreſſion ſi violente.

Le bandage ſimple, ſans cercle d'acier, peut avoir ſes avantages, & une obſervation appuyera ce que j'avance.

Un particulier de province, qui étoit boiteux d'un côté, me fut envoyé par un Mᵉ. en Chirurgie de Paris: ce malade, depuis ſept à huit ans, avoit porté ſucceſſivement tous les bandages connus, ſans qu'on fût parvenu à contenir exactement ſa Hernie. J'examinai attentivement la diſpoſition des parties pendant la marche & le repos. Je conſidérai les défauts de ces différens bandages, & j'imaginai le ſuivant, qui eut un ſuccès complet. Je mis, comme à l'ordinaire, une plaque avec deux crochets extérieurement, un pour l'attache de la courroie

de la ceinture, & l'autre pour les fous-
cuiffes.

Cette plaque pouvoit avoir trois pouces de long fur deux de large : au centre
de fa cavité, je fis une fente en travers
d'environ un pouce, & autant perpendiculairement à la plaque pofée fur le corps.
Cette ouverture pouvoit avoir au plus
trois lignes de largeur ; elle étoit deftinée
à recevoir une vis fixée par l'autre bout à
une autre plaque, fur laquelle étoit attaché un reffort fpiral ou à boudin, garni très-mollement par-deffus d'un champignon de chamois, bourré de coton.
Ce reffort m'a tenu lieu de bande élaftique pour la ceinture.

Ce bandage, malgré le fuccès qu'il a
eu, ne feroit pas également convenable
à tous les boîteux : mais avec les modifications & des changemens relatifs aux
circonftances, il peut offrir des reffources dans quelques cas épineux.

Dans les Hernies difficiles à contenir.

& même dans celle dont l'impulfion des
parties eft violente, il y a fouvent moins
de force à oppofer que d'adreffe. Certaine forme, certain contour dans le
bandage font cet effet ; & l'on s'apperçoit qu'un bandage léger & foible contient fouvent mieux que toute la force
mal raifonnée que l'on avoit mife en
oppofition.

Dans les enfans, la guérifon des Hernies eft prefque indubitable, quand on
leur fait faire ufage du bandage, parce
que les parties bien contenues acquiérent avec l'âge plus de force & de reffort.
Les férofités abondantes chez eux s'é-
puifent infenfiblement ; & il eft rare de
trouver des adultes qui puiffent dater
de leur enfance l'origine de ces maladies, fi dans les premiers temps on n'a
pas négligé les fecours convenables. Le
bandage de futaine eft prefque toujours
dangereux. Le bandage élaftique eft
auffi doux, plus fûr, & moins expofé à

se salir, quand on a soin de l'enduire de cire, & de le placer sur un linge qu'on change de temps à autre. Il ne sensuit ni phlogose, ni plusieurs autres petits accidens qui accompagnent souvent son application immédiate sur la peau.

CHAPITRE VI.

De l'Hernie crurale.

QUAND quelques-unes des parties contenues dans l'abdomen sortent & forment une éminence à l'arcade qui donne passage aux vaisseaux cruraux, on appelle cette espece de tumeur *Hernie crurale.*

Cette Hernie, très-rare chez les enfans & chez les filles, & un peu moins chez les hommes, est plus ordinaire aux femmes qui ont eu des enfans, que l'Hernie inguinale; parce qu'ayant les os du bassin plus évasés, les parties flottantes sont, dans la grossesse sur-tout, plus dis-

Q

posées à se porter aux parties latérales
sous le ligament de Fallope ou de Pou-
part, que vers le centre qui est occupé
par le volume de la matrice & du fœtus.
Il n'y a pas un siecle que cette Hernie est
connue. Plusieurs Auteurs se disputent
l'honneur de sa découverte : mais je suis
fondé à croire que la victoire ne reste à
aucun d'eux. Nicolas Lequin paroît ne
l'avoir pas méconnue, lorsqu'il dit : « Il
» s'en trouve (des Hernies) où l'ouver-
» ture est très-près du pubis ou pénil ; une
» autre se trouve fort haut dans l'aîne &
» à côté. Il y en a au pli de la cuisse, où
» il y a difficulté d'appliquer le bandage.
» Celles-là se rencontrent plus ordinai-
» rement aux femmes qu'aux hommes ».
Si cette description laisse quelque obscu-
rité, elle est pleinement dissipée, par ce
qu'en a écrit Verrhein : il y a, dit-il, un
endroit voisin des vaisseaux spermatiques, où il survient des Hernies dangereuses, & souvent mortelles. C'est au

paſſage des vaiſſeaux qui ſe diſtribuent à la cuiſſe. Une choſe digne de remarque, c'eſt que dans deux faits qu'il rapporte, les malades périrent de la paſſion iliaque, ſans qu'il ſe manifeſtât de tumeur extérieurement, ſans même qu'ils ſe plaigniſſent d'aucune douleur dans cet endroit.

CAUSES.

Les cauſes de l'Hernie crurale peuvent être dans les hommes l'exercice des armes long-temps continué. Dans ce cas, les inteſtins pouſſés par l'inſpiration & déterminés par la poſition, font quelquefois irruption à l'arcade crurale. La maigreur, &, ce qui dans la vieilleſſe revient au même, la rigidité & le deſſéchement des fibres, rendent ces routes plus faciles, & deviennent des cauſes de ces Hernies. Les Anatomiſtes conviennent que le paſſage de l'arcade crurale préſente moins de réſiſtance aux parties

que les anneaux ; & ſi la Hernie inguinale arrive plus ſouvent aux hommes ,
c'eſt par la poſition perpendiculaire &
immédiate des parties ſur cet endroit.

Pluſieurs raiſons tendent à les rendre
plus communes chez les femmes. Les
anneaux ſont chez elles plus étroits que
chez les hommes. Pendant la groſſeſſe ,
les parties, à cauſe du volume de l m a-
trice , pouſſées ſur les côtés , ont une ten-
dance naturelle vers l'arcade crurale.
La roſée ventrale qui , par ſa pente
naturelle , abreuvoit le baſſin , ſe répand
dans la groſſeſſe vers l'arcade crurale, où
elle eſt fixée par la diſpoſition du péritoine. D'après cela, eſt-il ſurprenant que
dans les violens efforts de l'enfantement il ſurvienne à la femme de pareils
accidens ?

Diagnoſtic.

Le diagnoſtic de l'Hernie crurale eſt
aſſez clair par ce qui a précédé. Les diffé-

rences que nous allons établir nous dispensent d'entrer ici dans un plus grand détail.

Les signes qui annoncent la présence de la vessie sont ici les mêmes que dans les autres especes d'Hernies où elle se rencontre. On peut voir ce que nous en avons dit au chapitre précédent.

Différences.

Les Hernies crurales different entr'elles par leur volume. Il en est de grosses & d'autres petites & c'est le plus grand nombre. Il y en a qui n'excedent pas la grosseur d'une olive.

Elles different encore par les parties qui les composent: les unes sont formées d'intestin, ou d'épiploon, ou de tous les deux ensemble; & enfin d'autres sont formées par la vessie.

Elles different encore des Hernies qui naissent dans le voisinage. Des Hernies de l'aîne, par exemple, en ce que l'Hernie crurale paroît à la partie fupérieure & antérieure de la cuiffe. Le bubonocelle ou l'inguinale fe manifefte plus près des bourfes dans l'aine. Les autres efpeces d'Hernies arrivent à tout âge ; & celle-ci n'arrive guères qu'aux adultes. Au moins ne l'ai-je jamais obfervée dans les enfans.

Enfin elle differe du bubon, en ce que le bubon préfente une tumeur plus platte, & dont les inégalités font plus diftinctes & plus fenfibles au toucher. L'Hernie n'a qu'une forme oblongue & ovalaire.

La toux ne donne nul mouvement au bubon ; elle en donne à l'Hernie.

L'Hernie augmente debout, & diminue ou rentre quelquefois dans une fituation horifontale ; ce qui n'arrive point au bubon.

Prognostic.

Les plus petites font plus dangereuses que les plus groffes ; & celles qui ne paroiffent pas encore extérieurement, que celles qui font fenfibles à la vue.

Celles qui font formées d'épiploon, font en général moins funeftes que celles d'inteftin, ou de ces deux vifceres enfemble. Ces Hernies font, à caufe du pli de la cuiffe, plus fujettes à contracter des adhérences que les autres, & deviennent par là encore plus facheufes. Ce danger augmente encore lorfqu'elles ont été mal contenues. Quand, d'après cela, il furvient étranglement, toutes les reffources de l'art réunies font infuffifantes pour arracher les malades à une mort cruelle & prefqu'affurée. C'eft un fait que l'expérience journaliere confirme & dont on trouve des exemples dans le Traité des Opérations des Garangeot.

Cure.

Elle eft la même que celle de l'aîne ; voyez ce que j'en ai dit, ainfi que des moyens de remédier à l'étranglement.

Une différence qui fe préfente ici, confifte d'abord à varier la réduction des parties. Au lieu de pouffer les parties vers les hanches, on dirige fes efforts vers le nombril, parce que l'arcade des vaiffeaux cruraux fe porte obliquement de ce côté.

A l'égard des bandages, toute leur différence fe réduit à ce que leur courbure doit être plus proche du col du bandage que dans ceux de l'aîne.

CHAPITRE VII.

CHAPITRE VII.

De l'Hernie du trou ovale.

LORSQU'IL fe manifefte à la partie fupérieure & interne de la cuiffe, proche le périnée dans les hommes, & dans les femmes proche les grandes lévres, une tumeur formée par la fortie de quelques-unes des parties flottantes du bas-ventre, on l'appelle *Hernie du trou ovale.* La découverte en eft encore dûe à la Chirurgie moderne. M. Gunzius (*a*) en défere la gloire à un Chirurgien de Strasbourg, nommé Le Maire; &, d'après le rapport de Hacnel, à Caffebohmius, qui en a démontré l'exiftence à Berlin dans fes Leçons. Cet Auteur ajoute, que le célèbre Albinus a démontré publiquement la Defcente de la veffie par le même endroit. Il eft furprenant que cette remarque ne fe trouve pas

(*a*) *Obf. anat. Chirur. de Herniis,* pag. 78.

R

dans les ouvrages de ce grand Anato-
miſte : au moins les recherches que j'ai
faites à cet égard ont été infructueuſes.
Il ÿ a bien des années qu'Arnaud de
Roncil, & Duverney, l'ont obſervé :
mais la premiere deſcription qu'on en
trouve eſt dùe à Garangeot. (*a*) Re-
naume n'en avoit parlé dans ſon *Eſſai
ſur les Hernies*, que pour la révoquer
en doute.

Il eſt fort ſage d'examiner la poſſibilité d'un fait, avant que d'y donner
croyance. Quand une fois ſon évidence
eſt démontrée, il ne reſte plus qu'à examiner comment il arrive ; & c'eſt ce
qu'ont fait les Anatomiſtes. Ils ont long-
temps nié la poſſibilité de cette Hernie;
puis examinant la choſe de plus près, ils
ont fini par y reconnoître moins de difficulté qu'ils n'en avoient d'abord ap-
perçu. D'après la diſſection exacte & l'e-

_____

(*a*) Mém. de l'Acad. de Chir. à l'endroit
cité.

xamen suivi des parties, on a vu que l'ouverture en dedans est plus évasée qu'en dehors ; d'où naît la facilité aux parties adossées de s'échapper à la premiere occasion donnée, qu peu à peu. La membrane ligamenteuse qui ferme ce trou, laisse entre le muscle triceps & le pectineus un interstice oblique pour le passage des vaisseaux & des nerfs obsturateurs à la partie supérieure, connue sous le nom de *sinuosité de l'ischion.* L'intestin & l'épiploon peuvent s'engager dans ce passage, en suivant la route des vaisseaux dont nous venons de parler. Cette Hernie, qui est très-rare, l'est moins chez les femmes que chez les hommes ; & l'on a cru en trouver la raison dans les distensions de l'abdomen pendant la grossesse, dans la configuration triangulaire de la vessie, qui, chez les femmes, permet à l'épiploon ou à l'intestin de se glisser entr'elle & le pubis. L'intestin, sur-tout à cause de la finesse

& de la lubricité de ses parois, est susceptible de s'introduire par les moindres ouvertures.

La forme de ces Hernies n'est pas toujours la même; les unes sont longuettes, les autres rondes ; & il faut, en raison de leur situation, qu'elles acquièrent plus de volume que les autres pour paroître aussi grosses,

CAUSES.

D'après ce que nous venons d'exposer, on sent que les causes relatives à toutes les Hernies, c'est-à-dire, les coups, les chûtes, les faux pas, sont propres à favoriser cette maladie, pour peu que des dispositions antécédentes y donnent lieu, telles que le relâchement du péritoine, & l'adossement des intestins contre ces parties, dans les hommes, qui ont le volume de la vessie moins considérable, comme on l'a observé dans certains sujets. Elles seront plus rares que les autres especes ; & la raison en est senfible : il faut, chez les hommes, un concours de caufes qu'il n'eft pas ordinaire de rencontrer. Chez les femmes, plufieurs de ces caufes font une fuite de leur conformation ; il n'eft pas furprenant qu'on obferve chez elles cette maladie moins rarement.

Différences.

Cette Hernie differe de celles des parties voifines. 1.º L'Hernie crurale furvient à la partie fupérieure & antérieure de la cuiffe ; au lieu que l'Hernie du trou ovale paroît peu plus bas & à la partie interne.

2.º L'Hernie de l'aîne fe préfente au-deffus des bourfes, & y defcend quelquefois : l'Hernie du trou ovale fe manifefte plus bas vis-à-vis des bourfes.

A l'égard des différences qui fe tirent des parties intéreffées, on peut confulter ce que nous avons dit à l'Hernie de l'aîne. Enfin, cette Hernie differe des autres tumeurs, en ce que celle-ci rentre, au moins par la fituation & le *taxis*, &

les autres ne rent rent par aucun de ces moyens.

On fent bien que la toux, qui, ailleurs, conftitue un point différenciel d'avec les autres tumeurs, ne décide prefque rien ici, parce que l'impulfion qu'elle caufe aux vifceres fe perd fur les parois offeufes du trou ovale.

Diagnoftic.

Quant au diagnoftic, il paroît fuffifamment établi par tout ce qui a été précédé. Les fignes qui caractérifent l'épiplocelle, l'enterocelle ou la cyftocelle, font les mêmes que dans les Hernies précédentes ; nous y renvoyons le lecteur.

Cure.

La réduction eft facile, en plaçant le malade à la renverfe, le baffin plus élevé que le tronc, & le refte de l'opération s'exécute comme dans les autres Hernies. On n'a pas encore d'exemples d'étranglemens de cette Hernie qui ait ré-

fifté aux remedes généraux & aux topiques. L'opération, si elle devenoit nécessaire dans ce cas, seroit fort difficile,
pour ne pas dire impraticable. C'est
pourquoi les personnes qui ont cette infirmité, ne doivent avoir rien plus à
cœur que de se munir d'un bandage
convenable. Le point d'appui de ce bandage doit être placé, comme celui de
l'aîne, autour du corps ; on aura donc un
cercle d'acier d'une force & d'une élasticité suffisantes pour porter une autre
bande d'acier qui partira antérieurement du cercle où elle sera rivée, &
tombera perpendiculairement jusques
vis-à-vis le trou ovale. A cette extrémité se trouvera une pelotte moulée à la
forme de la partie. Cette bande élastique, tendant à se rapprocher sur elle-
même, opérera le dégré de compression
nécessaire pour maintenir l'Hernie. Le
bandage se recouvre & se garnit comme
les autres, le plus mollement qu'il est

poſſible ; & ſur la face externe de la pelotte ſe trouve un crochet pour recevoir
l'extrémité d'une ſous-cuiſſe, qui part du
cercle du bandage poſtérieurement.

On peut compoſer la pelotte de deux
plaques, traverſées d'une vis, qui, ſem-
blable à celle que nous avons décrite
pour l'Hernie de l'eſtomac, ſervira à
graduer la preſſion à volonté. Ce méchaniſme eſt à peu près celui du bandage à reſſort de M. Pipelet le jeune (*a*).

Quant aux remedes internes & topiques, voyez ce que j'en ai dit au chapitre
premier.

CHAPITRE VIII.

Hernies vaginales.

QUAND on rencontre dans le vagin
une tumeur docile à la preſſion, qui
rentre & ſort ſucceſſivement, & que la

(*a*) Voyez le Traité des bandages ou brayers
par M. S ué.

toux fait faillir au-dehors, on appelle cette maladie *Hernie vaginale.*

Benivenius (*a*) dit avoir vu *une femme dont tous les inteftins s'échapperent par une rupture de la vulve : elle mourut quelques jours après.* C'eft fur cette defcription obfcure & équivoque que M. Gunzius (*b*) lui accorde la découverte de cette Hernie ; mais on feroit fur cette obfervation de longs commentaires avant d'en trouver la preuve.

Le fecond, ou plutôt le premier Auteur qui en ait donné une defcription fatisfaifante & détaillée, eft M. Garangeot ; il l'avoit obfervée dès le commencement de l'année 1736 (*c*).

Cette Hernie n'eft peut-être pas auffi rare qu'on fe l'imagine, & il y a bien de l'apparence qu'elle a été plus d'une fois

---

(*a*) *De abditis morb. cauf.* cap. V.
(*b*) Pag. 83. de l'Ouvrage cité.
(*c*) Mém. de l'Acad. de Chir. à l'endroit cité.

confondue avec les chûtes de la matrice & du vagin. Quoi qu'il en foit, l'épiploon, l'inteftin & la veffie font les feuls vifceres qu'on ait vu jufqu'ici concourir à fa formation. Ces différentes parties en font des efpeces particulieres, qui prennent différens noms. On appelle *enterocelle-vaginale*, l'Hernie d'inteftin: *épiplocelle-vaginale*, celle d'épiploon, & *cyftocelle-vaginale*, celle de la veffie.

Il eft vraifemblable que la veffie faifoit partie de l'Hernie vaginale, décrite par M. Garangeot. Je tire cette préfomption de l'impoffibilité dans laquelle étoit la malade d'uriner autrement que couchée fur le dos ; accident ordinaire à l'Hernie de veffie, qu'on a obfervée depuis dans cet endroit ; à moins qu'on ne fuppofe que la tumeur comprimoit latéralement le canal de l'uretre, ou le col de la veffie. Le figne diagnoftic pris du toucher, milite en faveur de cette derniere opinion & la rend plus que vraifembable.

CAUSES.

La position de la partie la plus déclive de la vessie sur le plancher du vagin pendant la grossesse, & les humidités qui abreuvent ce canal, disposent ses fibres à se relâcher, à s'écarter, à se ramasser en faisceaux, & sa membrane interne à prêter & à s'étendre. Dans l'accouchement, la tête de l'enfant long-temps retenue & enclavée dans les os du bassin, peut froisser & affoiblir les parois latérales du vagin & le tissu cellulaire délicat qui les unit aux parties voisines. Il y a plus : dans les filles qui ont des fleurs blanches ou qui sont d'une constitution molle & lâche, certains efforts peuvent donner naissance à cette Hernie.

Diagnostic.

L'Hernie épiploïque est plus indolente, plus inégale, plus rébelle à la réduction. L'intestinale est plus élastique, plus lisse & plus facile à réduire.

De la réunion de ces deux parties, résulte le mélange des signes qui leur sont
propres. Au reste, les signes caractéris-
tiques de ces deux especes de tumeurs
sont ici à peu près les mémes que dans
les autres Hernies ; avec cette différence
qu'elles ont leur siége latéralement au
fond du vagin, qu'elles déjettent presque toujours du côté opposé ; l'Hernie
de vessie a le sien à la paroi supérieure
de ce canal. Deux observations répan-
dront un plus grand jour sur son diagnostic : la premiere, c'est que de la compression de la tumeur s'ensuit la diminution de son volume par le retour
du fluide vers d'autres points, ou dans
une seconde poche, comme il arrive
lorsque la vessie est double. C'est, en
second lieu, que si la vessie se vuide, soit
naturellement, soit par le secours de
l'art, la tumeur herniaire s'affaissera sur
elle-même, abstraction faite des con-
crétions pierreuses qui peuvent s'en-

gendrer par le long séjour de l'urine dans les Hernies anciennes.

Un accident de l'Hernie de veffie est la difficulté, & souvent même l'impossibilité qu'éprouvent les malades de rendre leur urine autrement que couchées sur le dos.

On compte parmi les accidens de l'entero - épiplocelle, les tiraillemens d'estomac, de petites defaillances, des douleurs de colique qui partent de l'endroit de la tumeur, &c.

Différences.

Ces Hernies diffèrent par leur volume: les unes font petites & ne fortent pas du vagin & d'autres excedent les grandes lévres. Par rapport au parties qui les composent, nous en avons dit que les unes étoient composées d'intestin, d'épiploon ou de veffie, ensemble ou féparément; & l'on a vu dans leur diagnostic les caracteres respectifs qui les distinguent.

A raison de leur différence d'avec les autres tumeurs familieres à ces parties : l'Hernie vaginale differe du polype, en ce qu'elle est susceptible de réduction, & les polypes ne le font pas : elle est élastique au tact, & l'excroissance polypeuse est dure & rénitente.

Elle differe de la chûte du vagin : la chûte du vagin forme plusieurs replis ou bourrelets, qui laissent au centre une forte d'ouverture dans laquelle on peut introduire le doigt : au lieu que les Hernies, quand elles font parvenues au même point, n'ont aucune ouverture, & ne laissent d'accès que sur les côtés. Si c'est une Descente de matrice, son corps, son col, son orifice même éprouvent un déplacement considérable, qui n'existe pas, ou qui, tout au moins, n'est pas le même dans les Hernies vaginales. Le vagin, dans les Descentes de matrice, conserve la même force dans tous ses points ; au lieu que dans l'Hernie vaginale, le point qui cede à la tumeur est plus lâche, plus mince, & forme une espece de vuide, comme l'a observé M. Garangeot.

Prognostic.

En général, ces Hernies sont très-incommodes. Quand elles sont nouvelles, elles peuvent être susceptibles de guérison. On ne doit plus en attendre quand elles sont anciennes. L'étranglement ne survient pas communément à ces Hernies ; mais s'il y survient, l'opération n'en doit pas être facile, ni le succès bien assuré : en supposant même qu'il fût heureux, les points d'appui qui se rencontrrent dans cette partie, deviennent très-défavorable à la guérison,

Cure.

La réduction s'opere en faisant coucher la malade, les reins & la poitrine beaucoup plus bas que les fesses. On manie la tumeur avec les précautions que nous avons indiquées ailleurs.

Le peffaire ovalaire ne convienr point ici. M. Garangeot, qui l'employa, ne réuffit à contenir l'Hernie que la premiere journée. Le lendemain la malade fentit de vivès douleurs, accompagnées de tiraillemens d'eftomac & de vomiffemens, qui ne céderent qu'à la fuppreffion du peffaire; une portion inteftinale s'étoit gliffée entre ce peffaire & le pubis, où elle fouffroit étranglement. La tumeur fut réduite, & l'on appliqua un peffaire d'une groffeur convenable, auquel on donna la figure d'un bondon: il étoit percé dans fon milieu, pour former un canal, & attaché par deux cordons qui en rendoient au befoin l'extraction facile.

Ce peffaire, ajoute le même Auteur, a retenu fi exactement la Defcente, que la malade n'en a pas été incommodée depuis.

Je

Je n'ai pas été auffi heureux dans l'application de ce peffaire. J'en ai fait ufage dans une pareille circonftance : la compreffion qu'il faifoit, fans doute, fur le canal de l'urette, fufpendant le cours des urines, m'obligea à le rendre moins volumineux. A cet accident en fuccéda un autre : l'inteftin fe gliffoit entre le peffaire & la paroi interne du vagin : je fubftituai à l'ivoire une éponge trempée dans une eau légerement alumineufe, que j'exprimai avant l'introduction. La malade la fupporta fans incommodité. Bientôt après, dégoûtée des fujétions que demandoit l'éponge, elle me pria de lui procurer quelque fecours qui en exigeât moins. Je fis aplanir un peu le peffaire d'ivoire à la partie fupérieure qui devoit s'adoffer au canal de l'uretre. Les urines coulerent avec facilité : l'Hernie fut contenue, & la malade guérit en huit mois de temps par ce peffaire, les fomentations lé-

S

gérement alumineuses & le repos.

Le pessaire d'acier, tourné en spiral & recouvert de toile cirée, pourroit également convenir. Nous le décrirons à la fin du Chapitre suivant.

CHAPITRE IX.

Des Descentes de matrice & du vagin.

BIEN des Auteurs n'ont pas jugé à propos de ranger les déplacemens contre-nature de la matrice dans la classe des tumeurs herniaires ; mais je me crois d'autant mieux fondé à n'être pas de leur sentiment, que ces maladies, reconnoissant les mêmes causes, présentent aussi les mêmes indications curatives. J'ai été plus loin ; il m'a paru naturel de placer parmi les Descentes de cet organe, celle du vagin, qui est un ca-

nal continu avec lui ; & cela avec d'autant plus de raifon , que les chûtes de ces
deux parties font fucceffivement les caufes & les effets les unes des autres. Je
m'explique : on voit tous les jours les
chûtes de la matrice attirer celles du
vagin ; & en raifon inverfe (mais d'un
pas plus lent) celles du vagin amener
celles de la matrice.

Le vagin eft fufceptible d'un relâchement plus ou moins confidérable , & de
ce relâchement peut s'enfuivre l'inverfion de ce canal. C'eft ce qui a fait diftinguer cette maladie en relâchement
proprement dit , & en renverfement du
vagin. On a long-temps cru que c'étoit
conftamment toute l'épaiffeur de ce canal qui fe déplaçoit ; mais des obfervara-
tions très-exactes ont démontré , que ce
n'eft le plus fouvent que fa tunique interne , abreuvée , épaiffie & relâchée.
Peut-être que ni l'une ni l'autre de ces
deux manieres n'eft exclufive : & , pour

le dire en paſſant, rien n'a autant ſervi
à reculer les progrès de l'art que ces
excluſions prématurées. Il ne faut pas
qu'une découverte nuiſe aux connoiſ-
ſances antécédentes ; elle doit les étendre & non les proſcrire. En effet, de
ce qu'il eſt prouvé que le vagin, dans
les Deſcentes complettes avec ou ſans
renverſement, ſe retourne comme un
doigt de gant, il peut en réſulter auſſi
que des cauſes particulieres déterminent
d'abord l'inverſion de l'épaiſſeur de ce
canal.

La matrice parcourt, dans ſa chûte
par le vagin, différens dégrés progreſſifs,
auxquels nous ne nous arréterons pas,
en ce qu'ils conſtituent plutôt les divers
états de la maladie, que des eſpeces particulieres. Ainſi, nous nous contente-
rons d'en admettre de deux ſortes, que
nous diſtinguerons en Deſcentes ſans
renverſement, & Deſcentes avec renverſement.

Nous entendons par *Defcentes fans renverfement*, celles qui commencent par l'orifice de la matrice. Comme elles peuvent refter dans le vagin, ou fortir au-dehors, c'eft ce qui les a fait divifer en Defcentes complettes & en incomplettes. En incomplettes, lorfqu'elles n'excedent pas la vulve & les grandes lévres ; & en complettes, lorfque le vagin eft tellement retourné, que la bafe de la tumeur paroît circulairement à la racine des grandes lévres.

Les Defcentes avec renverfement du fond de la matrice, par fon orifice, fe fubdivifent auffi en complettes & en incomplettes. On appelle incomplettes celles où la tumeur refte encore cachée dans le vagin, & on donne le nom de complettes à celles qui ont franchi les grandes lévres avec inverfion du vagin.

Il eft cependant un état primitif qu'il 'eft pas indifférent de connoître : c'eft *l'abaiffement* de la matrice, lorfqu'affaif-

fée fur elle-même par le relâchement de
fes ligamens, elle n'a pas encore fait d'irruption par fon orifice.

Ruifch (*a*) a vu une portion latérale
de la matrice fortir environ de la groffeur du poing au côté droit de la vulve,
pendant les efforts de l'enfantement :
on fit des fomentations fur cette tumeur
pour empêcher la gangrene ; & auffi-tôt
après la naiffance de l'enfant, la partie
reprit d'elle-même fa place naturelle.

La matrice, lorfqu'elle defcend complettement, entraîne fouvent la veffie,
& quelquefois même le colon (*b*) dans
fa chute.

Les Defcentes complettes de matrice
peuvent devenir énormes. On en a vu
tomber jufqu'aux genoux (*c*).

___

(*a*) Obf. 24. Cent 1.

(*b*) Henri de Heers, obf.

(*c*) Liebaut, *Chap.* 45. des maladies des
femmes,

CAUSES.

Les caufes internes, comme les externes, peuvent donner naiſſance à ces maladies : c'eſt la raiſon pour laquelle les
filles peuvent en être attaquées comme
les femmes, quoique celles-ci doivent
l'être plus communément, puiſque les
caufes en ſont plus fréquentes.

Les caufes internes ſont, l'embonpoint exceſſif, le poids des viſceres ſur la
matrice, les excroiſſances ou polypes
de ce viſcere, un placenta reſté & cor-
rompu, la diſtenſion qu'elle acquiert
juſqu'à un certain point par l'anatonie de
ſes fibres, ſoit que cette foibleſſe dépende de la premiere conſtitution, ou
des pertes de ſang, de la cachexie, des
fleurs blanches, de l'hydropiſie, ou
de la ſuppreſſion des ſecours périodi-
ques.

Les longues conſtipations, les difficultés d'uriner, la préfence d'une pierre dans la veffie, le relâchement des ligamens de la matrice, qui, par leur texture membraneufe, font très-extenfibles, l'éternuement fréquent ou violent, en font encore des caufes internes.

Les caufes externes font l'exercice immodéré de la danfe, les fauts qu'elle occafionne, les fortes contractions des mufcles de l'abdomen, les chûtes fur les genoux, les efforts violens, les accouchemens pénibles & laborieux, les tiraille mens imprudens du placenta, pour la délivrance des femmes. Du concours de ces différentes caufes, naiffent des renverfemens ou autres déplacemens de la matrice ou du vagin. Nous obferverons que l'extraction prématurée du placenta eft la caufe la plus ordinaire des renverfemens de la matrice, & que rarement cette maladie reconnoît d'autres caufes.

Diagnoftic.

Diagnoftic.

Le toucher eft ici d'un grand fecours dans la recherche des fignes diagnoftics; & ce figne acquiert de la certitude par les accidens inféparables de ces maladies.

Lorfque l'orifice de la matrice eft dans fa fituation naturelle, & qu'il fe préfente dans le vagin une tumeur circulaire hériffée de rides, on peut conclure que c'eft un fimple relâchement de ce canal. Si la tumeur fe prolonge extérieurement fous une forme oblongue & ridée, qui, vers fa partie inférieure, laiffe une ouverture à travers laquelle le doigt puiffe pénétrer jufqu'à l'orifice de la matrice, c'eft alors ce qu'on appelle *chûte du vagin.*

Si l'on fent diftinctement plus ou moins profondément dans le vagin une tumeur qui laiffe une ouverture au centre, & que le vagin foit dans fa fituation

naturelle, on fera fondé à croire que
c'eſt une Deſcente de l'orifice de la matrice.

Quand on apperçoit une tumeur formant un eſpece de globe elliptique, ou,
pour parler le langage vulgaire, une
forte de cul·de·lampe, dont la baſe, qui
eſt la partie la plus évaſée, eſt circulairement aux grandes lévres, & qu'à la
pointe, qui eſt la partie la plus déclive,
on voit un orifice ; à ces ſignes on ne ſau-
roit méconnoitre la Deſcente complette
de ce viſcere ſans renverſement.

Pour ce qui regarde les Deſcentes
avec renverſement, on peut les conſidé-
rer, relativement à leurs progrès, ſous
trois états : le premier eſt ce qu'on appelle *abaiſſement de la matrice*, parce
que ce viſcere n'a point encore franchi
ſon orifice Les malades éprouvent dans
les reins des douleurs lancinantes, ſouvent accompagnées de pertes blanches.
Le ſecond état, c'eſt lorſque ces Deſcen-

tes font encore renfermées dans le vagin.
Les malades éprouvent dans ce canal un
fentiment de pefanteur fort incommode:
elles reffentent auffi aux reins & aux
cuiffes des douleurs que le repos de la
nuit ou la fituation horifontale peut diffiper; mais que les fatigues de la journée
ne manquent pas de ramener. La marche
& les exercices domeftiques qui exigent
d'être debout, leur deviennent très-pé-
nibles, à caufe du froiffement continuel
de la matrice, qu'elles ont peine à éviter.

Ces fignes font encore équivoques,
fi le toucher n'y met le fceau de l'évidence. En introduifant le doigt dans le
vagin, on y fent une tumeur conique,
dont la bafe entoure, en forme de bourrelet, l'orifice de la matrice: ce bourrelet
eft plus ou moins épais, en raifon de la
dilatation du col de ce vifcere & du
volume de la partie déplacée.

La tumeur, fur toute fa fuperficie, n'a
aucune cavité fenfible au tact; enfin,

T 2

on fait de la malade fi la tumeur eft ré-
ductible ; l'on en peut faire même l'effai,
ou l'on apprend au moins fi elle rentroit autrefois. La réunion de ces fignes
établit pleinement le diagnoftic de la Defcente incomplette du fond de la matrice.

Dans le troifieme état, cette tumeur,
defcendue complettement, offre un diagnoftic plus prompt, plus facile & moins
incertain. Quand on voit fortir de la vulve une tumeur pyriforme qui ne laiffe circulairement aucun interftice entr'elle &
le vagin ; que cette tumeur eft parfemée
de plufieurs petits trous, qui donnent pé-
riodiquement du fang dans les perfonnes encore reglées ; de plus, quand le
pédicule de cette tumeur eft creux &
par conféquent élaftique, parce qu'il
n'eft formé que par la duplicature du
vagin renverfé & replié fur lui-même ;
quand la direction du canal de l'urette
eft changée & fuit de plus en plus la ligne
perpendiculaire du corps à mefure que

la tumeur s'avance hors du vagin ; ce font autant de dégrés qui conduifent à la certitude de cette maladie.

Accidens.

Les accidens varient , felon les diffé-rentes caufes & les divers états de ces maladies.

1.° L'agacement des nerfs & le tirail-lement des ligamens font les fuites né-ceffaires des déplacemens de la matrice & du vagin ; & la préfence de la ma-trice dans ce canal produira la tenfion gradative dont nous avons parlé.

2.° L'engorgement de la matrice, à quelque caufe qu'on l'attribue, produit l'atonie & la dilatation des vaiffeaux, la ftafe & la perverfion des liqueurs, des ulceres, des fuppurations, & même la gangrêne.

3.° La diffurie fera relative à la por-tion de veffie entraînée, à la compref-fion de fon col & à la courbure de fon canal. Souvent dans les Defcentes com-

T 3

plettes, l'urine, en s'écoulant par re-gorgement le long de la tumeur, y porte, par son acrimonie, des phlogoses, des ulcérations quelquefois profondes, & tous les maux qui en sont les suites.

4.° La distension & l'irritation des fibres, la compression des nerfs & des vaisseaux, seront accompagnées d'in-flammation, de fiévre, de délire, de convulsions & de sueurs froides.

Les pertes de sang excessives, suites des tiraillemens du placenta & de l'in-version de la matrice, occasionneront des syncopes, tous les maux ci-devant décrits, & la mort même, si l'on n'y met ordre par une prompte réduction.

Différences.

Ces tumeurs différent entr'elles de plusieurs manieres, &, comme nous l'a-vons dit, c'est tantôt le vagin, tantôt l'orifice de la matrice, & tantôt son fond, qui commence la maladie. Ces différen-ces sont, ce semble, assez bien détaillées dans les fignes que nous avons établis.

Elles different encore des autres tumeurs qui ont le même fiége & quelquefois la même forme ; je veux parler des polypes vaginaux ou utérins.

Le polype vaginal eft affez diftingué de la chûte du vagin, en ce que le polype eft liffe, poli, & tient par un pédiale fort mince à un point quelconque du vagin ; il eft d'une confiftance ferme & renitente, & ne fouffre point de réduction.

La chûte du vagin, au contraire, préfente une tumeur ridée, inégale, formant à fon extrémité une ouverture qui permet l'accès du doigt, & fouffre, ou tout au moins a pu fouffrir la réduction.

La Defcente incomplette de l'orifice de la matrice eft aifée à diftinguer du polype, en ce que la Defcente de matrice a une ouverture à fon extrémité, & le polype n'en a point.

Le polype eft plus large à fa partie

T 4

inférieure, & dans la Descente dont nous
parlons, c'est la partie inférieure qui est
la plus étroite.

Enfin, cette Descente souffre la réduction & le pessaire, tandis que le polype ne permet ni l'un ni l'autre.

Le fond de la matrice tombé dans le
vagin, differe du polype utérin parvenu
au même dégré, en ce que dans le polype la tumeur va en diminuant depuis
l'extrémité globuleuse qu'elle forme dans
le vagin, jusqu'à l'endroit le plus profond,
où il soit possible de porter le doigt.

Dans la Descente de matrice, depuis
l'extrémité qu'elle présente dans le vagin jusqu'à son orifice, elle va toujours
en augmentant, & forme un bourrelet
que le polype ne forme pas; le plus gros
polype ne change rien à la direction de
l'orifice de la matrice, & ne le dilate que
légérement; la Descente, au contraire, le
dilate beaucoup, & le déjette de côté
ou d'autre. La Descente rentre ou a

rentré autrefois, & le polype ne rentre jamais.

L'Hernie complette du fond de la matrice a, comme le polype, une forte de pédicule, avec cette différence que le pédicule de l'Hernie eft plus gros, plus élaftique; le pédicule du polype eft moins gros & d'une confiftance plus folide : le polype laiffe toujours un vuide dans le contour du vagin, & la Defcente n'en laiffe aucun.

Prognoftic.

Le prognoftic des Defcentes de la matrice & du vagin eft relatif aux différens états de ces maladies & à leurs efpeces.

Le relâchement du vagin n'eft pas incurable ; mais fon inverfion eft de toutes les Hernies de la matrice la plus opiniâtre & la plus rebelle aux remedes.

Les Defcentes de la matrice font fort incommodes quand elles font defcendues dans le vagin : mais en quelqu'état que foient ces tumeurs, tant qu'on peut les réduire, elles ne sont pas sans espoir de guérison, & souvent même la grossesse peut y devenir favorable ; l'on a vu des personnes qui s'en sont trouvées guéries.

La chûte ou précipitation du fond de la matrice est dans le même cas ; mais quand elle doit son existence au tiraillement du placenta, ou à la mauvaise manœuvre de l'accouchement, elle est presque toujours mortelle, si elle n'est réduite aussi-tôt.

Quand les Descentes de matrice sont devenues complettes, l'urine, si l'on n'y prend garde, tend à s'écouler le long de la tumeur ; son âcreté y produit des ulcérations, quelquefois la gangrêne, & la maladie devient mortelle. On a vu dans certaines femmes ces tumeurs recouvertes d'une espece d'épiderme, qui les rendoit plus insensibles à l'air extérieur & au contact de l'urine. Ces malades ont été assez heureuses pour porter toute leur vie ces tumeurs, fans qu'il leur en fût arrivé rien de fâcheux. Mais cés exemples font rares : le plus fouvent furviennent des déviations des regles, leur fuppreffion, des pertes blanches ou rouges, la ftagnation des liqueurs, l'épaiffiffement du corps même de la matrice, des gonflemens confidérables qui rendent la maladie fort compliquée & fort dangereufe.

Toutes chofes égales d'ailleurs, cette maladie eft plus aifée à guérir quand elle eft incomplette, que quand elle eft complette ; quand elle eft récente, que quand elle eft ancienne ; dans un fujet bien fain & bien conftitué, que dans une femme attaquée de virus fcorbutique, fcrophuleux, &c.

Cure.

Remettre les parties dans leur fituation naturelle & les maintenir réduites, c'eft tout l'objet de la curation. Avant de tenter la réduction de ces tumeurs, il fera à propos, 1.º de fare uriner la malade par le fecours de l'art, fi la nature s'y refufe.

2.º De débarraffer, par quelques lavemens les inteftins, & fur-tout le rectum des groffes matieres qui peuvent y féjourner.

3.º De recommander à la malade de s'abftenir, autant qu'elle pourra, pendant la réduction, des fortes infpirations & des cris ou des plaintes qui pourroient les déterminer.

4.º De la faire coucher fur le dos les feffes plus hautes que le tronc & les cuiffes écartées. Enfuite le Chirurgien aura foin d'imbiber d'huile les doigts qui doivent opérer : fi c'eft le vagin, qui eft entierement renverfé, il a dû entraîner à fa fuite la matrice ; dans ce cas ; on repouffera d'une main l'orifice de ce vifcere, & de l'autre les parties forties, en commençant par la bafe de la tumeur ; on fe pourvoira d'une aide, s'il eft néceffaire.

Si c'étoit l'orifice qui fût descendu, & que le vagin fut en tout ou en partie dans sa situation naturelle, il faudroit faire prendre à la malade la position ci-dessus prescrite, & exécuter le même manuel.

Enfin, si c'est une inversion complette de la matrice, il faut d'une main repousser son fond avec l'extrémité des doigts, jusqu'au-delà même de l'orifice de ce viscere, si cela est possible; arrivé à ce point, on retire les doigts successivement, parce que sans cette précaution, les parties resortiroient; & avec cette précaution même, l'on n'est pas toujours à l'abri de cet inconvénient.

Si l'orifice de la matrice n'est pas assez dilaté pour permettre l'introduction de tous les doigts, quand on a conduit les parties jusqu'au bord de cet orifice, on acheve l'opération seulement avec un ou deux doigts.

Il est bien plus facile d'empêcher le

renverfement de la matrice pendant l'accouchement, qu'il ne l'eft d'y apporter, remede lorfqu'il exifte. C'eft pour cette raifon qu'on doit prendre les plus grandes précautions dans l'extraction du placenta, pour ne pas entraîner avec lui la matrice. De quelque maniere que ce renverfement ait eu lieu dans l'accouchement, il faut fe préparer à une prompte réduction, fi l'engorgement n'y met obftacle. Le délai eft ici mortel, on n'en a que trop d'exemple funeftes. Il vaut mieux faire rentrer la matrice avec quelque violence, que de la laiffer au-dehors. Ce n'eft pas qu'on n'ait vu quelques femmes en rechapper, lors même que ces tumeurs n'ont pas été réduites à temps ; mais ce n'eft pas une raifon pour temporifer dans un événement où l'alternative eft de cette importance.

La malade, après la réduction, fera mife à la diéte la plus exacte ; on fe gardera de lui donner des potions aftric-

tives ou fortifiantes ; celles-ci occafion-
neroient un nouveau renverfement ;
celles-là une fuppreffion des lochies.

Mais ces moyens ne font pas toujours
admiffibles ; la tenfion, l'engorgement,
l'inflammation de la partie s'oppofent à
la réduction ; c'eft le cas de recourir aux
lavemens émolliens, à l'application ré-
pétée d'une flanelle trempée dans une
décoction émolliente auffi chaude qu'on
pourra la fupporter, fur toute l'étendue
du bas-ventre & fur la tumeur même,
fi elle fort du vagin. On peut fubftituer
à ces fomentations les cataplames de
même nature, appliqués entre deux lin-
ges ; l'effet en fera plus durable & la chaleur plus conftante. On tirera auffi de
grands avantages des potions huileufes
& calmantes, & des faignées répétées,
felon l'âge, le tempérament, les forces
de la malade. Pendant les fyncopes qu'elles ameneront, on fera de nouvelles tentatives de réduction. La gangrène feroit-

elle redouter fes approches, fi la réduction réuffit, les injections antifeptiques
feront alors plus d'effet que tous les topiques imaginables, parce que la caufe
du mal fera diffipée.

S'il a été abfolument impoffible d'obtenir la réduction ; que l'inflammation
fe foit terminée par la gangrêne ; ou que
la matrice cancéreufe ne laiffe plus envi-
fager qu'une mort prochaine : dans ce
cas, les Auteurs en confeillent l'amputation. Les livres font pleins d'obfervations qui en atteftent le fuccès ; cependant en jettant fur la plupart de ces obfervations des regards attentifs, on ne
voit pas qu'elles méritent autant de confiance que leurs Auteurs ont prétendu
en infpirer. Quoi qu'il en foit, il paroît qu'on ne peut révoquer en doute
que cette opération a plus d'une fois
réuffi : Paré en donne quelques exemples concluans & dignes de foi (a).

_____

(a) L. 24. chap. 48. pag. 623.

Les

Les maux, quoique très-graves, ne font pas toujours mortels. Souvent la matrice tuméfiée & épaiffie ne forme qu'une tumeur indolente, moins dangereufe que celle dont nous venons de parler ; mais dont la réduction eft impoffible, fi l'art ne la prépare. On doit donc travailler à détendre, à fondre & évacuer ces humeurs, pour rappeller la matrice à fon volume naturel. C'eft ce que l'on obtient des remedes généraux, des purgatifs & des fondans légers, des demi-bains, des bains de vapeurs, des fomentations réfolutives, de la diéte & du repos. Il faut alors, fans avoir égard aux ulcérations qui fe rencontrent quelquefois à la matrice, en faire la réduction. Cette pratique eft autorifée par l'expérience ; & fans multiplier les faits, je m'en tiendrai à la treizieme obfervation de Saviard, qui eft très-concluante. Il y avoit à l'Hôtel-Dieu, dit cet Auteur, une femme malade d'une Defcente

V.

de matrice qui étoit toute ulcérée ; & le
volume de la tumeur qui fortoit au-dehors étoit de la groffeur de la tête d'un
enfant : je lui fis des fomentations émollientes & réfolutives pendant cinq ou
fix jours ; puis je réduifis la Defcente,
fans avoir égard aux ulceres, je lui mis
enfuite un peffaire de liége, lequel n'é-
tant pas capable de retenir cette groffe
maffe, je lui fis faire un peffaire d'acier,
attaché à une ceinture par le moyen d'un
reffort qui fe recourboit jufques dans la
vulve, à l'extrémité duquel il y avoit
un petit écuffon qui retenoit la matrice
dans fon lieu naturel. Cette femme a été
fort bien guérie.

Les fecours le plus fagement adminiftrés ne font pas toujours efficaces : fi
la tumeur eft encore rébelle à la réduction, il ne refte plus qu'à la foutenir par
le bandage fufpenfoir & à la préferver du
contact de l'urine. Si au contraire les remedes ont réuffi, la tumeur étant ré-

duite, l'on aura foin de la retenir en
place, en obligeant les malades à garder
le lit, couchées fur le dos, le croupion
plus élevé que le-refte du tronc, les
cuiffes croifées, ou tout' au moins rapprochées les unes des autres : c'eft alors
le cas de remédier aux caufes primitives. Les indications doivent tendre à
diffiper les humidités fuperflues & à
donner du reffort aux parties affoiblies
& relàchées : on y parvient par un régime defficatif, par la tifane des bois fudorifiques, fur chaque pinte de laquelle
on ajoute un gros de crême de tartre ;
par les purgatifs légérement hydragogues, foit en bols, foit liquides ; les derniers font préférables pour les perfonnes délicates, en ce qu'ils échauffent
moins ; la manne, le fené, ou fes fol-
licules, & d'autres purgatifs de cette
nature fatisferont à ces indications.

On aura recours aux plantes aftrin-
gentes, telles que la racine de grande

confoude, la mille-feuille, la rofe rouge, le gland, la verveine, l'herniole ou turquette, le lotier odorant, les feuilles de ciprès, la racine de prêle ou queue de cheval, le fceau de Salomon, la pilofelle : de ces plantes, on peut en choifir quelques-unes des plus efficaces pour en compofer des injections, des bains de vapeurs ; en un mot, on pourra en varier les dofes & les préparations felon l'exigence des cas.

La fituation que nous avons prefcrite ne fuffiroit pas toujours feule pour retenir les parties dans leur place naturelle ; c'eft pour cela que pendant l'ufage même des remedes, on doit en venir à l'application du peffaire.

On appelle *peffaires* les inftrumens dont on fe fert pour contenir la matrice dans fa fituation naturelle.

Ils different entr'eux par leur figure ; il en eft des pleins, des creux, des ronds, des quarrés, d'ovales, de convexes ;

en général, les formes rondes & ovales font préférables.

Les peffaires different encore par les matieres dont ils font compofés: on en fait de liége, d'or, d'argent, d'ivoire, d'acier, &c.

Les peffaires de liége font des efpeces d'anneaux ronds que l'on trempe dans la cire fondue, pour en remplir les pores, & les rendre impénétrables aux humeurs du vagin qui ne manqueroient pas d'y croupir & de s'y corrompre.

Les peffaires d'argent font des tuyaux dont l'extrémité poftérieure eft terminée par un petit godet deftiné à recevoir l'orifice de la matrice. L'humeur filtrée dans le vagin altere cette matiere, au point d'y former des trous dans lefquels s'infinuent les chairs excoriées par leurs inégalités ; d'où furviennent des ulcéres très - rébelles, & d'autres accidens de cette nature.

Une matiere moins expofée à ces inconvéniens, c'est l'or que les humeurs vaginales n'alterent point ; elle a du reste un très-grand défaut pour la plupart des malades , c'est d'être excessivement coû-teuse ; mais la nature bienfaisante y a pourvu à moins de frais : l'ivoire peut tenir lieu d'or , & n'a aucun des défauts que l'on reproche au xautres matieres : on en compose des pessaires de plusieurs formes ; les uns sont creux & d'une fi-gure conique , leur base est fixée à qua-tre bandes ou, courroies dont deux s'at-tachent par-devant & deux par derriere à une ceinture destinée à cet usage.

M. Suret a inventé un pessaire recom-mandable par sa sûreté & sa mobilité. Il n'est , à proprement parler , composé que de deux pieces : la premiere est un anneau plat qui sert de base à trois bran-ches convergentes jusqu'au point de leur réunion qui se fait à un pouce ou envi-ron de l'anneau. A cet endroit est ex-térieurement une cavité spirale , desti-

née à recevoir les pas d'une vis qui se
trouve à l'extrémité supérieure de la
seconde piece. Cette derniere piece est
une tige longue d'environ un pouce &
demi, dont l'extrémité inférieure est
terminée par une petite tête percée tranf-
versalement dans toute son épaiffeur de
deux trous qui se croisent. Ces trous re-
çoivent deux cordons, d'où résultent
quatre chefs, dont deux viennent s'attacher à une ceinture par-devant & deux
par-derriere. Ce peffaire peut être d'or,
d'argent ou d'ivoire. Cette derniere matiere est celle que l'on préfere ordinairement, en ce qu'étant auffi propre que
l'or, elle est moins pefante.

Il est certains peffaires foutenus au-
dehors par une tige de fer mobile. Il
en est d'autres qui, après une introduction facile dans le vagin, s'écartent au
moyen d'un reffort & s'y maintiennent
par cet écartement.

Enfin, il est une autre efpece de

peſſaire élaſtique, formé par un reſſort d'acier tourné en ſpiral, qu'on recouvre de toile cirée.

Cette variété dans les peſſaires met à même de faire un choix relatif aux indications que l'on a à remplir. Malgré cela, il ſe préſente encore des circonſtances propres à exercer la ſagacité du Chirurgien. Témoin l'obſervation treizieme de Saviard, que nous venons de rapporter, dans laquelle on voit que les peſſaires ordinaires, & même ceux que l'on a inventés depuis, n'auroient peut-être pas eu de ſuccès.

CHAPITRE

CHAPITRE X.

Des Hernies du périnée.

IL y a déja près d'un fiecle que l'on connoît l'Hernie de veffie au périnée chez les
femmes ; & quoiqu'elles en paroiffent
moins fufceptibles par leur conformation,
on ne laiffe pas de l'obferver affez communément. Il ne faut pas s'en étonner : la
groffeffe & fes fuites occafionnent chez
elles des ravages auxquels les hommes
ne font pas expofés ; auffi font-ils moins
fujets à cette efpece de tumeur : en revanche, ils peuvent l'être davantage à
l'Hernie d'inteftin ou à celle d'épiploon. On peut affurer en général, que
ces Hernies, qui ne font pas fans exemple, fe rencontrent rarement dans la
pratique : mais il n'eft pas moins im-
portant de les connoître.

On appelle *cyftocelle périnéale,* l'Her-

X

nie de veffie; *épiplocelle perinéale*, celle d'épiploon, & *entérocelle perinéale*, celle de l'inteftin.

CAUSES.

Les écartemens fubits & violens, les fauts, la danfe, l'exercice des armes, &c. font des caufes ordinaires de ces maladies, pour peu qu'elles foient fecondées par d'autres caufes prédifpofantes générales ou particulieres.

La cyftocelle eft occafionnée par les diftenfions que fouffrent la veffie dans la groffeffe, dans les rétenfions d'urine, ou de toute autre maniere; par le déplacement ou la compreffion qu'elle éprouve dans le baffin de l'hypogaftre, par la préfence de quelques pierres enkiftées dans fa cavité, &c.

Les déplacemens de la veffie, la petiteffe de fon volume pourront permettre à quelque portion inteftinale ou épiploïque de fe faire jour à travers le tiffu

cellulaire & de pénétrer jufqu'au fond
du baffin.

Diagnoftic.

Ces Hernies peuvent fe manifefter
indifféremment au côté droit ou au
côté gauche du périnée, ou, ce qui eft
plus rare & plus difficile, fur la ligne
intermédiaire, appellée *raphé*. Ce dernier cas arrivera plutôt aux hommes,
par plufieurs raifons tirées de l'organi-
fation des parties.

Par la même raifon, chez les femmes, l'Hernie de veffie ne doit occuper que la partie latérale du périnée.

Les accidens qui annoncent la préfence de la veffie dans la tumeur, font
à peu près les mêmes que dans les autres
efpeces. La tumeur plus ou moins confidérable eft flafque & mollaffe quand
elle eft vuide : elle fait fentir de l'ondulation lorfqu'elle eft pleine. Quant à fa
figure, elle eft tantôt oblongue, tantôt

ovale. On éprouve un fentiment de pefanteur & une douleur fourde dans la
partie, l'urine ne s'écoule que goutte à
goutte ou par jets interrompus. La courbure du tronc fur le baffin & des mouvemens gradatifs de compreffion facilitent
le cours des urines & calment le mal-aife
habituel des malades ; & cela d'autant
plus fûrement, que par-là on obvie à la
diftenfion & à la furcharge que l'accès
continuel du fluide urinaire doit caufer à
la cloifon formée par la réunion des fibres mufculaires des releveurs de l'anus
& des tranfverfes.

L'épiplocelle ou l'entérocelle périnéale ne préfentent, relativement au
diagnoftic, rien de particulier. Ces tumeurs fe font diftinguer par les mêmes
fignes que nous avons détaillés aux Hernies de l'aîne. On peut, pour éviter les
redites, y avoir recours.

Prognostic.

Ces Hernies font en général plus in-commodes que dangereuses. On n'a pas encore observé qu'elles soient bien susceptibles d'étranglement : mais s'il survenoit, l'opération n'en seroit ni difficile ni redoutable. Il est vrai que la section des fibres musculaires, & le point d'appui qu'elles seroient obligées de fournir, rendroient facile la récidive de cette Hernie.

Ces Hernies, encore nouvelles, font faciles à guérir ; celles de vessie le font plus que celles d'intestin ou d'épiploon.

L'Hernie de vessie, chez les femmes, ne dure souvent que le temps de la grossesse ; alors le secours que l'on peut leur donner se réduit à procurer l'évacuation de l'urine par la fonde & la compression.

Cure.

Le premier objet de la cure est la réduction. Il y a deux précautions à pren-

X 3

dre pour la faire avec fuccès. La premiere
confifte à décharger le rectum des groffes matieres par quelque lavement : la feconde, de faire uriner la malade pour
donner à la veffie moins de volume ; &
aux parties échappées plus de facilité
dans leur retour. Enfuite, fi c'eft la veffie,
on fait coucher la malade fur le bord de
fon lit, le baffin foulevé par un couffin
pour en éloigner les vifceres, puis l'on
procéde à la réduction, felon les régles
de l'art.

Si c'eft l'inteftin où l'épiploon, cette
fituation eft, je penfe, infuffifante pour
les rendre à leur premier domicile ; parce que la rentrée pure & fimple ne peut
être regardée ici comme une véritable
réduction ; c'eft le cas de donner la préférence à la méthode de M. Sharp, ou à celle
de Covillard, décrite *p.* 172 de ce Traité.

Il en réfulte que les parties échappées
quittent le petit baffin, entraînées par les
vifceres qui fe précipitent vers le dia-

phragme. Enfuite on fe foumettra le plus
qu'on pourra à garder le lit, le baffin élevé, comme nous venons de le dire.

Il feroit fort incommode & le plus fouvent impoffible d'attendre fa guérifon de
ce moyen, quelqu'avantageux qu'il foit.
C'eft à l'art d'y fuppléer par le bandage.
L'exécution m'en avoit d'abord paru facile. Je crus qu'une fimple pelotte adaptée par desfou s-cuiffes, rempliroit mon
objet : mais l'expérience ne tarda pas à
me tirer de mon erreur. Il eft certain
que prefque toutes les attitudes du tronc
fur les cuiffes font varier le périnée. Il
étoit donc néceffaire de trouver un reffort qui fît fuivre à la pelotte toutes ces
fituations, de maniere qu'elle confervât
conftamment le dégré de compreffion
fuffifant pour contenir les parties avec
exactitude. Je trouvai ce moyen dans le
méchanifme des jarretieres à reffort :
voici la maniere dont je l'exécutai.

Je fis conftruire une plaque ovale,

X 4

échancrée latéralement, pour permettre
le rapprochement des cuisses ; elle étoit
garnie de laine, & recouverte de chamois.
Des deux angles obtus antérieurs de
cette plaque partoient deux sous-cuisses,
qui venoient aboutir de chaque côté à
deux ressorts (*a*) fixés sur la ceinture ; &
postérieurement aux deux autres angles
étoient fixés deux sous-cuisses, dont les
deux chefs libres venoient de s'attacher à
des boucles posées sur cette ceinture. Ce
bandage a satisfait à toutes les indications
& a rempli pleinement mon attente.

Si l'on exécutoit ce bandage pour un
homme, on pourroit former sur la pelotte une dépression longitudinale, en
forme de gouttiere, pour éviter la compression du canal de l'uretre.

Les topiques, propres à rendre aux fibres musculaires leur ton & leur élasticité, sont ici indiqués. Une attention

---

(*a*) Ce méchanisme est plus en petit, que celui que nous avons décrit pour l'exomphale.

qui n'est point indifférente pour la guérison, c'est de ne pas donner le temps à
la vessie de se remplir, dans la crainte de
trop surcharger les fibres musculaires
déja affoiblies.

CHAPITRE XI.
De la chûte du fondement.

QUELQUEFOIS le boyau rectum se
renverse, & forme à l'anus une tumeur
tantôt circulaire, tantôt longue & tantôt en maniere de champignon, d'un
volume plus ou moins considérable : cet
état, contre nature, est connu sous le
nom de *chûte du fondement.*

On doit à la Chirurgie moderne une
découverte importante dans la cure de
ces maladies ; c'est de nous avoir appris
que ce n'est pas toujours l'épaisseur de ce
canal qui forme la maladie ; mais seulement sa membrane interne, épaissie &
détachée, qui descend plus ou moins

bas (*a*). Saviard dit avoir guéri un enfant dont le rectum, pendoit de la longueur d'un pied. On a vu de ces chûtes encore plus monstrueuses (*b*). Fabrice d'Aquapendente parle d'une chûte de fondement d'une coudée de long, & de la groſſeur de deux bras joints enſemble : il ne dit pas s'il la guérit. L'obſervation de Muralte (*c*) a encore quelque choſe de plus incroyable : il dit que la femme d'un Serrurier eut, par ſuite de couche, une chûte de fondement d'une aune de long, & malgré les ſymptomes très-graves, ajoute-t-il, dont cette maladie étoit accompagnée, à force de ſoins & de peines, je n'ai pas laiſſé de la guérir. Le détail de cette cure auroit été fort intéreſſant, ſuppoſant même que l'Auteur eût exagéré de beaucoup.

(*a*) Obſ. 14. pag. 66.
(*b*) Op. Chir. pag. 759. chap. 98.
(*c*) Ephem. cur. nat. ann. 1. de cur. 2. obſ. 113.

CAUSES.

On place unanimement parmi les caufes primitives de cette maladie l'abondance des férofités qui abreuvent le fphincter, & les autres mufcles de l'anus affoibliffent leur reffort, & les difpofent au relâchement. Cette caufe influe fingulierement dans les enfans, comme auffi les cris continuels, & plus encore les longues féances que l'on leur fait faire fur des chaifes percées.

Dans les adultes, le tenefme, les dyffenteries, la paralyfie des mufcles releveurs de l'anus, ou la préfence d'une pierre dans la veffie, à caufe des efforts fréquens que font les malades pour rendre leur urine. Dans les femmes, la groffeffe & les accouchemens difficiles en font les caufes les plus ordinaires.

Diagnoftic.

Quand on voit dans les premiers temps autour de l'anus un bourrelet qui rentre

& fort fucceffivement, fur-tout lorfque les malades vont à la garderobe, on peut dire que cette maladie eft une chûte de fondement, ou, pour parler le langage vulgaire, chûte de fiége. Le relâchement augmente, la tumeur s'allonge infenfiblement, & parcourt fouvent, quand on n'y apporte pas remede de bonne heure, les dégrés que nous avons ci-devant décrits. D'autres fois la tumeur, au lieu de s'allonger, groffit confidérablement fous la forme d'un champignon.

Quand ces tumeurs acquiérent une certaine longueur, elles produifent des dérangemens d'eftomac & des vomiffemens, fans doute par les tiraillemens que la chûte occafionne à ce vifcere. Cette maladie a des caracteres affez diftinctifs, pour ne pas en impofer aux perfonnes tant foit peu inftruites : au refte, les différences que nous allons déduire rendront encore plus lumineux fon diagnoftic.

Différences.

Ces tumeurs different par les parties qui les forment, par leur volume & par leurs formes différentes.

1.º Par les parties qui les forment : les unes sont formées par la membrane interne, d'autres par toute l'épaisseur du calibre intestinal. Si la tumeur est formée par la présence de toutes les membranes du rectum, il doit s'ensuive un déplacement de parties dans l'endroit où cet intestin est adhérent au vagin. Si, au contraire, la membrane interne fait la Descente, il est vraisemblable que l'on trouvera la matrice & le vagin dans leurs situations naturelles.

2.º Par leur volume : il en est de petites, de moyennes & de très-grosses.

3.º Par leurs formes : on peut voir ce que nous en avons dit au commencement de ce chapitre.

Elles different encore des autres tu-

meurs qui surviennent au même endroit :
des hémorroïdes, par exemple, en ce
que la tumeur formée par la chûte de
l'anus est lisse, unie, &, à quelque dégré
qu'elle soit parvenue, elle laisse, à son
extrémité, une ouverture qui peut admettre le doigt. Les hémorroïdes arrivent à la marge de l'anus, dans un point
seulement, jamais, ou presque jamais,
tout autour : leur base est large, & la
forme irréguliere, inégale dans sa superficie, & jamais elles n'ont d'ouvertures
à leur extrémité, à moins qu'elles ne
soient ulcérées : mais alors l'anus restant
toujours ouvert à côté, il est aisé de les
différencier. 2.º Elle differe du polype,
en ce que, 1.º le polype n'a point d'ouverture à son extrémité, & la chûte du
rectum en a une. 2.º Le polype permet
circulairement à sa base l'introduction
du doigt dans le rectum, & la chûte du
rectum ne permet cette introduction
qu'à son extrémité.

Prognoftic.

Il faut fuivre la maladie dans fes différens états, pour en déduire le prognoftic exactement. Dans le premier état, la
maladie n'a rien de dangereux, & l'on
en obtient affez fûrement & facilement
la guérifon, & on en guérit même de
très-confidérables lorfque l'on peut parvenir à les réduire : mais quand l'action
des mufcles étrangle la tumeur à fa bafe,
& comprime les vaiffeaux qui vont s'y
diftribuer ; cet accident ne manque guéres de produire la ftagnation des liqueurs, des hémorragies, des inflam-
mations & des gangrênes mortelles. La
guérifon de cette maladie eft très-difficile quand elle eft accompagnée d'hémorroïdes, ou lorfqu'elle dépend de la
paralyfie des mufcles & l'on n'a alors
d'autre reffource palliative que le bandage.

Curation.

Les indications curatives fe réduifent, comme dans les autres Defcentes, à faire rentrer les parties dans leur ordre naturel & à les y maintenir.

La réduction n'eft pas difficile dans les enfans, ni dans les adultes, lorfque le boyau ne forme encore qu'un bourrelet circulaire ; à moins qu'il ne fe trouve tuméfié ou enflammé, comme cela arrive quelquefois; alors il faut commencer par détendre & relàcher, par le moyen des faignées & des fomentations émollientes fur la tumeur : il convient aufli de débarraffer le ventre des groffes matieres par les lavemens.

D'après cela, fi c'eft un enfant, on le placera fur les genoux d'une perfonne, le ventre à plat, les jambes pendantes, mais foutenues & fixées pour empêcher leurs mouvemens ; puis on fera rapprocher les feffes l'une de l'autre ; on embraffera

braffera la tumeur avec deux doigts de chaque main, & les doigts indicateurs repouffant les parties du dehors en dedans, on obtiendra la réduction : pour les adultes, il s'agit de les faire coucher fur le bord d'un lit, les pieds à terre & exécuter la même manœuvre.

D'après la pofition obfervée, fi le boyau étoit forti en long, il faudroit introduire un dogit dans l'extrémité de la tumeur, & faire avec les autres des mouvemens qui tendiffent à diriger de dehors en dedans les parties forties vers l'anus : on ôte fucceffivement les doigts, & à mefure que l'on en ôte un, l'on maintient la portion rentrée avec d'autres.

Il n'eft pas toujours poffible d'exécuter feul la réduction des chûtes longues, & confidérables. Tel eft le cas de Saviard : après plufieurs tentatives inutiles, il fut contraint de fe faire aider par un de fes confreres, & un éleve de l'Hôtel-Dieu,

Y

qui, ayant l'un & l'autre leur main garnie d'un linge doux & délié, retenoient
des deux côtés les portions de cet inteftin forties, tandis qu'il les repouffoit
en dedans, & cette réduction ne put
fe faire qu'en un affez long efpace de
temps: enfuite il introduifit dans l'anus
une groffe tente enduite d'un topique
aftringent, une compreffe en huit doubles par-deffus, & le bandage en T.; on,
ôtoit la tente, & l'on comprimoit les
côtés de l'anus toutes les fois que le malade alloit à la felle: l'on mit en ufage
les injections de vin aftringent avec des
compreffes trempées dans la même liqueur, & le malade fut heureufement
guéri.

Cette pratique eft excellente quand
l'inteftin eft fain & en bon état; mais
elle n'eft plus admiffible lorfque la tumeur eft confidérablement tuméfiée &
prête à tomber en gangrêne. C'eft le
cas qui a décidé quelques modernes à

en propofer l'amputation, que des exemples heureux autorifent, lorfque l'on eft
bien affuré que la membrane interne feule
eft intéreffée dans la tumeur. La circonftance eft affez délicate pour ne rien ha-
zarder fans le confeil des Chirurgiens
habiles & expérimentés. On voit quelquefois échouer les remedes les mieux
indiqués dans la cure de ces maladies : il
n'y a alors d'autre parti à prendre, que
celui de vivre avec fon ennemi : tout ce
que l'art peut faire, c'eft de le rendre
plus fupportable, & c'eft par le bandage
que l'on y réuffit ; mais le bandage le
mieux fait ne difpenfe pas des fonctions
naturelles. Toutes les fois donc que le
malade voudra aller à la felle, il
n'a pas de pofition plus favorable à garder, que de fe tenir debout, en contenant les côtés du fondement avec deux
doigts. Ce moyen, tout difgracieux qu'il
paroît, eft préférable à toutes les machines que l'on a inventées à cette fin.

M. Suret a compofé pour cette maladie un bandage, que M. Suë a très-bien
décrit. Ce bandage eft compofé d'une
ceinture garnie d'environ trois ou quatre pieds de long, ou plus, s'il eft néceffaire. A la partie moyenne & poftérieure
eft placée une piece de fort cuir, de figure pyramidale, de trois pouces environ de bafe, & longue de quatre. Elle
doit être garnie & matelaffée du côté
qui porte fur la chair.

Sur cette piece de cuir eft adaptée
une efpece de petite boîte de fer blanc,
de figure un peu oɛtogone, d'environ un
pouce & demi de diametre, & recouverte fimplement de peau. Cette petite
boîte renferme un reffort fpiral, où répondent deux cordes à boyau qui aboutiffent à une petite laniere de cuir qui fe
trouve renfermée dans une efpece de
canal, formé par la piece antérieure de
fort cuir, & la peau qui couvre la partie
poftérieure. L'extrémité inférieure de

la laniere eft coufue à une tige d'acier élaftique un peu recourbée, d'environ quatre ou cinq pouces. Cette bande d'acier eft garnie & revêtue de peau à fon extrémité inférieure ; à la diftance d'un demi-pouce eft adaptée une piece d'ivoire creufe, dont le rebord faillant, de deux lignes, eft garni de deux pas de vis en dehors pour recevoir une autre piece d'ivoire auffi creufe, de figure ovale, longue d'environ un pouce, & d'un demi-pouce de diamettre, qui doit entrer dans l'anus & le foutenir. Cette feconde piece d'ivoire doit être trouée dans le milieu de fa partie fupérieure & dans fa circonférence pour le paffage libre des vents. A l'extrémité inférieure de la tige, font coufues deux lanieres de fort cuir, garnies de peau, qui font l'office des fous-cuiffes, & vont fe fixer, l'un d'un côté, & l'autre de l'autre, à deux boucles, qui, pour cet effet, ont été placées vers la partie moyenne, droite

& gauche de la ceinture, qui fera elle-
même fixée par une courroie à une boucle qu'on aura placée dans l'extrémité
qui répond au côté gauche.

CHAPITRE XII.

Des Hernies des lombes & des échan-crures ifchiatiques.

L'HERNIE lombaire peut furvenir entre la derniere fauffe-côte & la crête de
l'os des îles, à l'endroit où le mufcle
oblique externe n'eft attaché que par un
tiffu cellulaire. Barbette (*a*) eft le premier & le feul, que je fache, qui paroiffe avoir connu cette efpece de tumeur. L'expérience, dit cet Auteur,
m'a appris que le péritoine peut fe rompre auffi à la partie poftérieure vers le
dos, & y former Hernie.

(*a*) Chir. Pap. 7. pag. 33.

La premiere & la seule description exacte que nous ayons de *l'Hernie des échancrures ischiatiques*, se trouve dans une lettre adressée à M. Haller (*a*) : on y lit qu'une paysanne, âgée de cinquante ans, portoit depuis long-temps une tumeur très-considérable, qui s'étendoit depuis l'anus jusqu'au gras de la jambe. On découvrit, après la mort de cette femme, que c'étoit une Hernie formée non seulement par une portion de l'épiploon, par les intestins jejunum & ileum avec le mésentere qui les suivoit, mais encore par le cœcum, la partie inférieure du colon & une portion du rectum. Ces parties étoient sorties par une des ouvertures latérales du bassin, nommées *échancrures ischiatiques*, en se glissant sous les ligamens sacro-sciatiques : le ventricule occupoit le milieu du ventre ; il étoit situé longitudinale-

_____

(*a*) Papen, *Epist. ad* Haller *de Hernia dors.*

ment : & le duodenum s'avançoit vers l'orifice du fac de l'Hernie. J'ai tiré cet extrait des Mémoires de l'Académie de Chirurgie (*a*), ainfi que le fuivant : feu M. Bertrandi, membre du College royal de Chirurgie en l'Univerfité de Turin, a vu dans deux fujets, une Hernie formée du côté droit par l'inteftin iléon feulement, dont une portion s'étoit échappée par les ouvertures dont nous venons de parler.

Voilà à quoi fe réduifent les connoif-fances que l'on a de cette Hernie, qui, comme l'on voit, eft très - rare. Je n'ajouterai rien à ce que je viens de rap-porter, ne l'ayant jamais obfervé dans la pratique.

(*a*) Tom. 4. *in*-12. pag. 2.

CHAPITRE XIII.

CHAPITRE XIII.

De l'Hydrocele.

L'HYDROCELE est une grosseur causée par une certaine quantité d'eau amassée dans une partie.

Les bourses sont les parties où cet amas se fait le plus communément : cependant il s'en forme quelquefois au nombril ; il en survient même aux femmes dans les lévres de la partie. J'en ai vu dans les plis des cuisses aux hommes & aux femmes, aux endroits où viennent les Hernies de ces parties : ces **cas**, à la vérité, sont fort **rares**.

Il y a deux sortes d'hydroceles ; l'une que l'on nomme hydrocele par infiltration, l'autre que l'on nomme hydrocele par épanchement.

L'hydrocele par infiltration est celle dans laquelle la sérosité du sang s'insi-

Z

nue dans le tissu des parties. Celle-ci a deux
espèces différentes : elle n'arrive guère
qu'aux bourses dans les hommes, & dans les
lévres de la partie naturelle aux femmes.

Dans la premiere espèce, l'eau ne
s'infiltre que, quelquefois, dans la peau
des bourses, & dans les muscles, commun à l'une & à l'autre, que l'on nomme
dartos. Cette espèce d'hydrocele est fort
ordinaire aux enfans ; les personnes qui
ne s'y connoissent pas, la prennent pour
des vents, lorsque sa sérosité est seulement infiltrée dans le muscle, & non
pas dans la peau.

Seconde espèce d'hydrocelle par in-filtration.

Quelquefois aussi elle est seulement
infiltrée dans la substance celluleuse de
la gaîne des vaisseaux spermatiques.
Cette infiltration constitue la deuxieme
espèce d'hydrocéle. Elle a cela de particulier, qu'elle peut venir de l'intérieur

du ventre , & s'infiltrer de cellules en celule tout le long de la gaîne des vaiſſeaux ſpermatiques.

Elle eſt fort commune aux enfans à l'âge de deux, trois & quatre ans : les adultes y ſont plus rarement ſujets ; elle cauſe quelquefois de l'équivoque, quand on ne la diſtingue pas bien des Hernies vraies, en ce qu'elle diſparoît quand les malades ſont couchés, ou lorſqu'en comprimant la gaîne des vaiſſeaux ſpermatiques , comme une veſſie dans laquelle il y a une certaine quantité d'eau, l'on ramene, par une compreſſion égale, l'eau du fond vers le haut.

Dans la troiſieme eſpèce d'hydrocele par infiltration , les ſéroſités s'inſinuent non-ſeulement dans la peau des bourſes , mais auſſi dans toutes les parties voiſines.

Les cauſes de l'hydrocele par l'infiltration ne ſe fait qu'aux bourſes ; elles ſont internes & externes. Les internes

viennent de la mauvaife conftitution de
toute l'habitude du corps, dont les principes fe trouvent établis au Chapitre
premier.

Les caufes externes viennent des com-
preffions trop fortes que fouffrent les
bourfes ; il arrive quelquefois que des
enfans qui jouiffent d'un très-bon tempérament , étant nés de parens fort
fains , viennent au monde avec des hydroceles de cette efpèce , lefquelles fon
occafionnées par la compreffion qu'ont
foufferts les bourfes entre les cuiffes en
venant au monde.

L'hydrocele par infiltration, qui s'étend
dans la peau des parties voifines des
bourfes , a pour caufe l'hydropifie dont
elle eft toujours la fuite.

Les fignes de l'hydrocele par infiltration , de l'une comme de l'autre, fe con-
noiffent fort aifément , en ce que la
peau des bourfes eft fort épaiffe , lui-
fante, & parce que l'impreffion des doigts

y reste marquée, & l'on peut appercevoir la transparence d'une lumiere
à travers les bourses ; elle occupe presque toujours les deux côtés des bourses,
& les deux lévres dans les femmes.

La seconde espèce se manifeste d'elle-
méme, par l'enflure de la verge & des
cuisses, &c.

Celle de la premiere espèce n'a rien
de facheux, & elle se guérit très-fa-
cilement par l'application des remedes
spiritueux, fortifians & dessicatifs : il
suffit de mettre sur les bourses des
compresses trempées dans l'eau de chaux,
à laquelle on ajoute un huitieme d'ef-
prit-de-vin, ayant soin de les changer
souvent & de soutenir les bourses avec
des suspensoirs, pour empêcher qu'elles
ne soient comprimées par les cuisses.

Mais ces remedes sont absolument
inutiles dans la seconde espèce d'hydrocele par infiltration ; s'ils ne sont
secondées par les apéritifs & par les

purgatifs hydragogues, dont je parlerai à la suite des efpèces d'hydroceles.

L'hydrocele par épanchement eft un amas d'eau renfermée dans la tunique vaginale. Cette efpèce d'hydrocele renferme trop de circonftances pour entreprendre de les rapporter toutes ici : je me contenterai d'en faire remarquer les différences, lefquelles fe tirent des endroits qu'elles occupent, de leur nombre, de leur groffeur, & de leurs figures.

Ces différences feront fuffifantes pour fixer les idées des perfonnes curieufes de s'inftruire. Les unes font placées au-deffus des tefticules ; dans les autres, le tefticule eft confondu au milieu des férofités. De celles qui fe trouvent au-deffus du tefticule, il y en a de longues & de rondes ; il y en a qui ont une figure pyramidale. Celles dans lefquelles le tefticule eft contenu font exactement rondes.

Elles different en nombre, en ce qu'il

peut n'y en avoir qu'une d'un seul côté :
il peut aussi y en avoir deux ; il arrive
encore quelquefois qu'il y en a une,
& même deux, dans chaque côté des
bourses ; il pourroit même s'y en trouver
davantage.

Il y en a enfin de petites, **de moyennes**
& de grosses.

Cette espèce d'hydrocele vient de ce
que quelques vaisseaux trop foibles se
rompent, par des efforts que l'on fait,
par des coups que l'on reçoit en ces
parties ; les vaisseaux rompus laissent
échapper la liqueur qu'ils contiennent ;
s'ils se rompent dans l'intérieur de la
partie de la tunique vaginale, qui est
au-dessus du testicule, la sérosité s'épan-
che dans cette partie de la gaîne, &
ne peut aller plus loin, parce qu'elle
se réunit au-dessus du testicule, à moins
qu'elle ne se divise par la grande quantité de sérosités qui en force les points
de réunion. Si quelqu'autre vaisseau se

rompt dans la partie de la tunique vaginale qui enveloppe le testicule à la surface interne de la gaîne, sa sérosité s'épanchera entre la gaîne & le testicule, par conséquent, le testicule se trouvera isolé dans l'eau.

L'hydrocele par dilatation est celle dans laquelle l'eau est contenue dans un sac particulier.

Cette espèce est fort commune : son siege se trouve tout le long du tissu celluleux de la tunique vaginale. Elle se trouve tantôt au-delà du testicule, tantôt au-dessous ; on la confond souvent avec l'hydrocele par épanchement ; c'est celle qui arrive dans le pli de l'aîne & au nombril.

Les liqueurs qui se trouvent dans les hydroceles sont de différentes natures, de différentes consistances & de différentes couleurs. L'eau qu'elles renferment est ordinairement claire, d'une couleur citronnée & mousseuse, comme l'urine, fans en avoir l'odeur ; auffi n'eft-ce, a proprement parler, que la lymphe du fang ; mais la liqueur eft quelquefois fort épaiffe & bourbeufe ; il s'en trouve où elle eft fanguinolente. Quelques Auteurs prétendent que ce dé-faut vient du trop long féjour qu'elle a eu dans fon foyer ; mais l'expérience fait voir le contraire. J'ai percé des hy-droceles de vingt-cinq ans, dont les eaux étoient claires, & fans mauvaife odeur.

Les fignes des hydroceles par épan-chement, c'eft-à-dire, par rupture de vaiffeaux, ne different qu'en très-peu de chofes de ceux de l'hydrocele par di-latation. Dans l'hydrocele par épanche-ment, la tunique vaginale n'eft jamais remplie, que l'on ne s'apperçoive d'une efpèce d'ondulation que l'ufage fait plus remarquer, que tous les préceptes que l'on pourroit en donner. Dans celle qui eft faite par dilatation des vaiffeaux,

la tumeur est toujours exactement ronde,
dure & plus résistante au toucher. Il
importe davantage de savoir la différence qu'il y a entre les signes des hydroceles faites par épanchement & par
dilatation, & ceux de l'hydrocele faite
par infiltration. Dans l'hydrocele faite
par infiltration, comme je l'ai déja dit,
la peau est unie, sans rides, & elle est
très-épaisse & pâteuse; elle paroît trans-
parente comme de la corne. Dans les
hydroceles par épanchement, au contraire, & dans celles qui sont faites par
dilatation des vaisseaux, la peau des bourses conserve ses vuides; elles sont moins
profondes, à la vérité, que dans l'état
naturel; mais la tumeur, si grosse qu'elle
soit, permet toujours de pincer la peau;
la transparence n'est nullement sensible,
à moins que ce ne soit dans les jeunes
sujets. Les grosses hydroceles par infiltration rendent la verge très-grosse;
dans les autres, la verge se retire à

mefure qu'elles groffiffent, & elle fe perd dans les groffes totalement : une feule hydrocele remplit toujours les deux côtés des bourfes , quoiqu'elles foient féparées en deux parties par une ligne que l'on nomme *raphé*. En ce cas , cette ligne s'efface , fi l'hydrocele eft fort groffe ; la direction qu'elle prend dé-note le côté de l'hydrocele , laquelle eft toujours du côté oppofé à celui où eft déterminé le raphé ; quand il y a hy-drocele des deux côtés des bourfes, le raphé les partagent en deux parties très-diftinctes.

Les fignes qui font connoître l'hydro-eele qui vient aux lévres, au pli de l'aîne & au nombril, qui ne font pas par infiltration, font la dureté, l'élafti-cité, la rondeur & la facilité que l'on à a pincer la peau.

Quoiqu'il foit très-difficile de guérir les efpèces d'hydroceles par le moyen des remedes, & que l'on foit prefque toujours obligé d'en venir à l'opération pour en obtenir la cure : cependant il y en a beaucoup qui guériffent par l'ufage des topiques & des purgatifs hydragogues , fur-tout quand elles ne font pas fort anciennes.

L'intention que l'on doit avoir eft d'en procurer la réfolution , en faifant diffiper une partie de l'eau par la tranf-piration , & en procurant à l'autre par-tie la facilité de rentrer dans les voies de la circulation : l'on pourra fe fervir très-utilement des remedes fuivans , ils m'ont réuffi dans des cas où il étoit difficile de fe promettre d'heureux fuccès ; mais il faut convenir qu'ils m'ont man-qués dans d'autres.

Il faut toujours commencer par fai-gner le malade , s'il y a indication , c'eft-à-dire , s'il eft fort fanguin ; il fera purgé , le lendemain de la faignée , avec l'arcanum duplicatum , où avec la poudre du Comte de Warvick , dans un demibouillon gras ; on la donne à la quantité de quinze grains jusqu'à quarante ou cinquante, suivant l'age où la force du malade ; on récidivera la purgation tous les huit jours ; dès le lendemain de la premiere purgation, on apliquera le cataplasme suivant.

℞. *Prenez des quatre farines résolutives, une livre : des poudres de cumin, de roses, de camomille & de melilot, de chacune deux onces : un nid d'hyrondelles, de la racine d'althœa, & des figues grasses, de chacune deux onces : de la gomme ammoniac, & de la fiente de pigeon, de chacune deux onces.*

L'on mettra en morceaux le nid, & on le fera bouillir avec la racine d'althæa, & les figues dans six livres d'eau, réduites à quatre ; l'on passera le tout dans un tamis, & l'on écrasera le tout : l'on remettra l'eau sur le feu, après avoir délayé les farines, & on

les fera cuire, en remuant toujours
jufqu'à ce qu'elles foient en bouillie ;
l'on y mêlera enfuite les poudres & la
gomme, qu'on aura fait diffoudre dans
le vinaigre ; quand le tout fera bien
mêlé, on le retirera du feu. Il faut continuer ce cataplafme pendant un mois :
ayant foin de le changer deux fois le
jour, & de le foutenir avec un fufpenfoir. L'on fubftituera à la place du
cataplafme, l'emplâtre fuivante.

℞. *Prenez de l'emplâtre de gratia Dei,
de Paracelfe, de diabolanum, de celui pour les loupes de Charas, de
mufilages, de chacune une once : de
poix noire, & de l'huile d'afpic, de
chacune deux onces.*

Faites fondre le tout dans une baffine,
fur un feu doux, en remuant fans ceffe.
Dès que tout fera fondu, retirez-le du
feu, & continuez à remuer jufqu'à ce
que le mélange foit refroidi.

L'on applique une emplâtre fur l'hydrocele qui puiffe l'envelopper de toutes parts.

L'on continuera l'emplàtre jufqu'à la fin de la guérifon ; fi l'on s'apperçoit, au bout d'un mois d'une diminution marquée ; fans quoi il feroit inutile de le continuer. On le changera de quatre en quatre jours , & le malade fera purgé tous les huit jours , comme je l'ai dit ci-deffus.

Après l'ufage de ces remedes, fi l'hydrocele eft tout-à-fait guérie , le malade appliquera fur fes bourfes , pendant huit ou quinze jours , une compreffe trempée dans la liqueur fuivante :

℟. *Prenez deux poignées de feuille cyprès, deux livres de gros vin rouge.* Faites bouillir l'un & l'autre jufqu'à diminution de moitié, paffez enfuite la liqueur dans un linge pour la garder dans une bouteille. Le malade doit garder le fufpenfoir long-temps après la guérifon.

Si ces remedes ne réuffiffent pas, il faut s'en tenir à la cure palliative, ou à la cure radicale. Ces deux cures, dépendantes des opérations de la Chirurgie : l'une en perçant la bourfe, pour faire fortir l'eau ; l'autre en l'ouvrant dans toute fa longueur, pour confommer le kifte qui renferme l'eau.

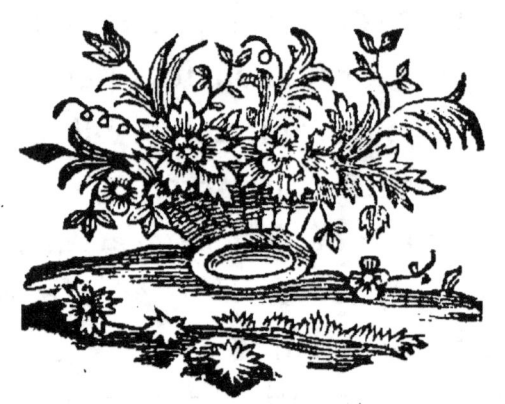

CHAPITRE

CHAPITRE XIV.

Des difformités des jambes & des pieds des enfans, & des moyens de les réparer.

LE mouvement eſt néceſſaire à tous les âges, & encore plus à l'enfance ; il eſt l'ame de la nature ; c'eſt un droit qu'elle réclame pour les enfans avant que la raiſon puiſſe leur en preſcrire la néceſſité, & que leur langue puiſſe le demander. Pour ſe convaincre de cette vérité, il ne faut qu'écouter les cris plaintifs d'un enfant comprimé dans les bandes & le maillot. Quel parti prend la nourrice pour l'appaiſer ? Elle lui préſente ſon ſein, il eſt refuſé, & les cris continuent : elle l'agite ſur ſes genoux, il commence à s'appaiſer : on le débarraſſe de ſes liens, il s'agite lui-même avec délices, la ſérénité ſe peint ſur ſon viſage & dure autans

A a

que la liberté. Il vous follicite donc par fes cris, quelles que vous foyez, meres ou nourrices, à rompre les liens de fon efclavage ; quel langage plus intelligible attendez-vous de lui ? Pourquoi l'expofer inhumainement à ces demandes dangereufes pour lui & importunes pour vous ? Enveloppez mollement fes petits membres fans en contraindre les mouvemens. Prétendez-vous empêcher par ces entraves les difformités ? ce n'eft le plus fouvent qu'à ces foins déplacés qu'il les doit. La nature en fait plus que vous : laiffez lui perfectionner fon ouvrage. Vos bandes compreffives contournent fes petits membres délicats & en pervertiffent la forme : fes cris lui donnent des Defcentes, ou au moins les entretiennent s'ils ne les augmentent pas. Quelle foule de maux vos foins cruels ont fait naître ? Vous avez voulu maîtrifer la nature, lui apprendre ce qu'elle avoit à faire ; elle a fait tout le contraire.

Aux liens de toile que vous donniez à l'enfant, l'art va bientôt en fubftituer d'autres de fer pour réparer vos torts Heureux encore l'enfant que vos attentions imprudentes n'expofent pas à porter ces difformités toute fa vie !

Déja votre éleve annonce de la vigueur ; quelques mois fe font écoulés, on croit qu'il eft temps de faire l'effai de fes jambes & de fes forces. C'eft ici qu'il faut redoubler d'attention : fes jambes commencent à fe mouvoir & à tranfporter le corps ; mais trop flexibles encore, elles fe refufent à ce fardeau ; fi vous n'y prenez garde, les genoux vont fe toucher, s'appuyer l'un contre l'autre ; fes jambes fe courberont, ou fes pieds prendront une forme vicieufe : à cet afpect, la raifon dicte la néceffité de fufpendre cet exercice trop précoce, ou au moins de ne pas laiffer votre enfant des jours entiers dans un charriot, l'inftrument de tous fes maux, ou entre les mains

d'autres enfans, le plus fouvent incapa-
bles de le foutenir.

Si les difformités dépendent des premiers foins, mal adminiftrés ou déplacés,
ce qui eft encore plus ordinaire, ou d'un
vice de conformation primitive, on réuffit quelquefois à les réparer par des fecours externes. Si, au contraire, elles doivent leur origine au rachitis ou à quelques autres vices internes, il faut les combattre par les remedes convenables : à
l'ufage des remedes internes, on joint
celui des moyens extérieurs propres à réparer ces difformités : ces derniers moyens
font connus fous le nom de *bottines*.

Les bottines font fimples ou compofées : leur matiere & leur forme varient :
on en fait avec des brins de baleine ou le
cuir bouilli. Celles qui font faites de baleine font piquées à la maniere des corps
de femme. On difpofe les brins de baleine, plus ou moins forts, à l'endroit de
la difformité : chaque bottine eft garnie

d'une piece d'acier demi - circulaire,
qu'on appelle *genouillere* : par le moyen
d'une charniere, on rend cette génouil-
lere mobile, de façon à permettre la liberté des mouvemens au genou en devant, mais à le borner, sur-tout à la
partie latérale interne : vers le pied, est
une espece d'étrier fixé sur le côté externe par une boucle.

Cette piqûre est plus ou moins matelassée en dedans, de laine, ou du coton
aux endroits qui souffriront le plus de
compression, pour ne pas contondre les
parties en voulant les redresser. Ces bottines peuvent suffire aux enfans du premier âge, ou dans les difformités légéres & commençantes.

Il y en a d'autres plus solides ; elles
sont de trois pieces : le corps de la bottine est composé de deux lames jumelles
d'acier, d'environ un pouce de large,
& d'une longueur proportionnée à celle
de la jambe de l'enfant ; deux autres

lames demi-circulaires placées fur le devant vers les extrémités, vont fe fixer latéralement aux lames dont nous venons de parler.

La feconde piece eft compofée de deux bandes d'acier, inégales en grandeur ; celle qui eft deftinée à la face interne de la cuiffe eft plus longue d'environ un pouce. A ces bandes font fixées comme aux précédentes, deux autres lames demi - circulaires : cette feconde piece eft attachée à l'extrémité des lames jumelles du corps de la bottine, par un clou rivé, qui laiffe la pleine liberté des mouvemens du genou. A chacune de ces deux pièces s'attachent, fur la partie poftérieure de la jumelle interne, deux larges courroies, qui entourent la jambe & la cuiffe poftérieurement, & viennent fe fixer à des crochets qui fe trouvent fur la jumelle externe.

J'ai quelquefois ajouté, du côté de la courbure, une feconde piece d'acier plus ou moins longue, qui me permettoit, au moyen d'une vis qui les traverſoit, de graduer la preſſion en différens temps, ſelon le beſoin. C'eſt à peu près le méchaniſme du tourniquet de M. Petit, le Chirurgien.

On obſervera de garnir toutes ces pieces mollement, ſur-tout aux endroits des courbures & des condyles, & de les recouvrir de chamois.

Enfin, la piece inférieure eſt deſtinée à fixer le pied en traverſant le talon du ſoulier : c'eſt une eſpece d'étrier fixé par une charniere, au moyen de laquelle, les mouvemens du pied ne ſont pas génés

Les difformités des pieds demandent encore des bottines particulieres ; mais n'en décrire qu'une ſeule eſpece, ce ne feroit rien faire. Il y a mille circonſtances où la Chirurgie eſt obligée d'appeller à ſon ſecours la méchanique la plus variée ; c'eſt pourquoi nous nous bornons aux deſcriptions que nous venons de donner, qui peuvent fournir des idées pour les bottines plus compliquées.

CHAPITRE XV.

De la maniere de prendre la mefure des Bandages.

JE deftine ce Chapitre à inftruire les perfonnes éloignées, de la meilleure maniere de dreffer leur mémoire, & de prendre la mefure néceffaire pour fe procurer un bandage convenable à leur infirmité.

Pour ne pas interrompre l'ordre que nous avons fuivi dans cet ouvrage, nous commencerons par l'Hernie de l'eftomac. Pour avoir la mefure précife de ce bandage, il ne s'agit que de prendre celle du corps circulairement, vis-à-vis l'endroit de la tumeur, avec une bande de papier: cette matiere eft préférable pour cela à toute autre, en ce qu'elle n'eft pas

disposée

difpofée à préter, ni à s'étendre, & que par ce moyen la mefure refte toujours jufte. Il eft inutile, je le dis une fois pour toutes, d'envoyer, comme font quelques perfonnes, cette bande dans une lettre; il fuffit de voir combien elle contient de pieds, de pouces, & fpécifier tout cela dans le mémoire.

Quant aux Hernies de l'ombilic ou exomphales, on prend la même mefure que pour les Hernies de l'eftomac vis-à-vis l'endroit de l'Hernie. On fera favoir en même-temps quel eft le volume de la tumeur; fi elle rentre tout-à-fait, ou fi elle ne rentre qu'en partie, ou point du tout.

Il fera à propos d'être inftruit de la forme de la tumeur qui ne rentre point, fi elle eft oblongue, tranfverfe, oblique, pour pouvoir préparer à cette tumeur, ou à plufieurs, fi elles exiftent, des cavités propres à les loger.

On ne laiffera pas ignorer, s'il y a

B b

groſſeſſe actuelle, hydropiſie, aſthme, ou toute autre circonſtance qui pourroit exiger quelque variété dans la conſtruction du bandage ; comme auſſi la conformation générale ou particuliere du ventre, la force contractile de muſcles, la maigreur ou l'embonpoint du ſujet, &c.

A l'égard de la meſure des Hernies ventrales, ce que nous venons de dire pour l'exomphale eſt ſuffiſant. En revanche, celles de l'aîne demandent plus de détail, relativement à la différente conformation de la partie & à la forme de la tumeur.

On fera ſavoir ſi le malade a les aînes déprimées, le pubis éminent, les feſſes plattes, les hanches bien marquées ; ſi elles ont quelque vice de conformation, e n quoi il conſiſte ; ſi le malade boîte d'un ou de deux côtés ; s'il eſt gras, corpulent ou maigre ; s'il a la reſpiration difficile ; ſi la Deſcente eſt à droite ou à gauche ; s'il y en a une de chaque côté,

dont l'une ſoit inguinale & l'autre crurale, ou deux du même côté, l'une bu-
bonocelle& l'autre crurale, comme je
l'ai obſervé. On dira quelle eſt la plus
forte, la plus volumineuſe, la plus difficile à contenir; de quel côté eſt la crurale ou l'inguinale; ſi elle reſte au pli de
l'aîne, ou ſi elle deſcend dans les bourſes;
ſi elle eſt nouvelle ou ancienne, groſſe
ou petite, &c. ſi elle eſt compliquée
d'hydrocelle, de ſpermatocelle ou de
quelqu'autre tumeur de cette nature.

D'après ces détails ſcrupuleuſement
décrits, on prendra la meſure du tour
du corps, en partant du côté de la tumeur.
S'il y a une Deſcente de chaque côté, ou
deux d'un côté, on meſurera auſſi l'intervalle qui ſe trouve entr'elles.

La meſure pour les Deſcentes vaginales ou utérines ne ſe prend pas autrement que pour celles de l'aîne; avec
cette différence, qu'il faut ſpécifier, autant qu'on le pourra, quelle eſt l'eſpece de

Defcente ; fi c'eft le vagin ou la matrice qui la forme , fi la tumeur eft groffe ou petite , complette ou incomplette , c'eft-à-dire, fi elle fe manifefte au-dehors , ou fi elle refte encore cachée dans le vagin.

Il faut favoir fi cette partie eft dilatée exceffivement , ou déchirée par quelqu'accouchement laborieux, &c.

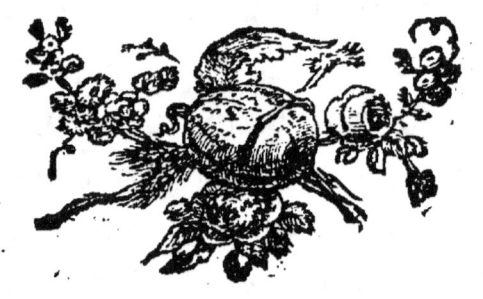

CHAPITRE XVI.

De l'application des Bandages.

LE Bandage le plus artiftement fait a befoin, pour réuffir, d'une application méthodique.

Nous nous bornerons à deux principes généraux, que nous avons déja pofés ailleurs. C'eft que, 1.° on ne doit appliquer de bandage qu'après la réduction ou rentrée des parties dans leur fiége naturel.

2.° La fituation horifontale du corps eft celle qui mérite la préférence ; on peut dire même qu'elle feroit plus avantageufe encore dans un plan très-incliné des pieds à la tête, parce que tous les vifceres du bas-ventre tendent par-là à fe porter vers le diaphragme ; il faut en excepter cependant les Hernies de l'eftomac, celles de l'ombilic & les ventrales, qui occupent latéralement la même ligne.

Il n'eſt pas néceſſaire, je penſe, d'en déduire les raiſons : on doit ſentir que rapprochant les viſceres du diaphragme, on rendra ces tumeurs, qui en ſont voiſines, plus rebelles à la réduction ; ou ſi les parties ſont déja rentrées, on les expoſera à ſortir de nouveau. La ſituation horiſontale ſur une face plane eſt donc préférable dans ces cas.

La réduction faite auſſi exactement qu'il fera poſſible, le malade commence à appliquer la pelotte ſur l'ouverture qui donnoit iſſue aux parties ; enſuite il gliſſe autour du corps la ceinture dont il ramene l'extrémité qui vient ſe fixer par l'un de ſes trous à un crochet rivé ſur la plaque. Il n'eſt pas néceſſaire pour cela de ſe ſoulever, comme on le recommande ſi communément, ſur les talons & ſur les épaules, ou ſur la tête ; cette attitude, en fléchiſſant l'épine, donne beaucoup

de faillie au ventre ; c'eft ce qui me l'a
faite regarder comme très-défectueufe.
L'expérience m'a encore fortifié dans
cette idée ; un malade en s'appliquant
dans cette attitude un bandage fur une
Hernie inguinale, il en parut tout-à-coup
une autre de l'autre côté , dont la douleur l'obligea à quitter prife.

L'on fait que c'eft toujours du côté
de la Defcente , ou du côté de la
plus forte , s'il y en a deux , qu'il faut
préfenter le Bandage qu'on veut appliquer : on obfervera de ferrer davantage,
fi l'on a de l'embonpoint , que fi l'on eft
maigre : on examinera s'il porte exactement par-tout & s'il ne laiffe aucun vuide,
ce qu'on fentira en paffant la main autour
du corps fur la ceinture. Dans les bandages de fer & d'acier , on peut remédier
à l'excès ou au défaut de courbure , en
faifant , avec les deux pouces appliqués
fur la bande de fer , un point d'appui,
contre lequel l'on augmente & l'on di-

minue cette courbure. Il est superflu d'avertir, que si les efforts ne sont gradués lentement, on s'exposera à casser le Bandage.

Il n'en est pas de même des Bandages élastiques ; s'ils n'étoient pas moulés exactement à la forme du corps, il seroit impossible de rien changer à leur courbure, par le moyen que nous venons d'indiquer.

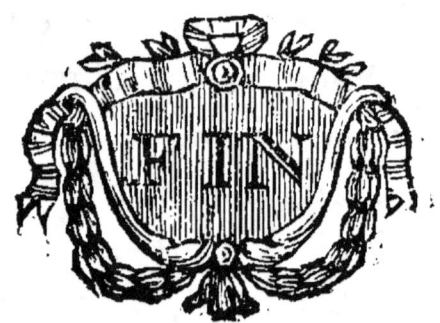

VOCABULAIRE

VOCABULAIRE

DES TERMES DE L'ART,

Dont on a été obligé de se servir dans ce Traité.

ACCIDENT, est ce qui accompagne ou ce qui survient à une maladie, comme la colique, les vomissemens, aux Descentes.

Adhérence. Ce mot signifie l'union que contractent ensemble les parties qui forment les Hernies, ou celles qu'elles contractent avec les parties dans lesquelles elles descendent, comme avec les bourses, ou avec les lévres de la partie naturelle dans la femme, ou avec la peau qui couvre le nombril, &c.

Anatomie, est la dissection ou décomposition artificielle du corps humain, pour connoître la structure, la connexion, la situation, & l'usage de toutes les parties qui le composent.

Anneaux, sont des ouvertures qui sont à côté du pénil; il n'y en a qu'un de chaque côté; ils servent à laisser passer les vaisseaux spermatiques dans les hommes, & les ligamens ronds de la matrice dans les femmes. *Voyez* page 61.

Antérieurs, signifie qui est devant La partie antérieure de la tête est la face, ou le visage.

C c

Anti-périftaltique. Mouvement particulier des inteftins. C'eft une efpece de mouvement vermiculaire contre nature, qui fe fait du bas en haut; il eft oppofé au mouvement périftaltique. Quelques Anatomiftes prétendent qu'il eft naturel, & même néceffaire pour mieux broyer les alimens dans les inteftins grêles, & pour en faire exprimer le chyle. Ils veulent qu'il ne foit contre nature que lorfqu'il devient convulfif, & qu'il furmonte le mouvement périftaltique, alors les matieres remontent dans l'eftomac, & fortent par la bouche, comme il arrive dans la colique de miferere. *Voyez* page 76.

Arcades crurales, 'eft une ouverture qui fe trouve dans le pli de chaque cuiffe, & cette ouverture fert à laiffer paffer les vaiffeaux qui portent le fang à la cuiffe, à la jambe & au pied pour leur nourriture, & à rapporter celui qui n'a pu fervir à la nourriture de ces parties.

Aftringens. Remédes qui ont la vertu de refferrer, de froncer, de raccourcir les fibres, & de retrécir les pores des parties fur lefquelles on les applique. On fe fert auffi de ces remédes intérieurement, mais avec plus de choix.

Atonie. L'on entend par ce terme la foibleffe, l'abattement, le relâchement d'une partie par la perte de fon reffort.

Bandages. Ce font des liens folides, qui, par leur compreffion toujours égale, bouchent exactement les ouvertures qui donnent paffage aux parties, & qui les empêchent de fortir de la capacité du ventre quand elles y font reutrées.

Suivant cette defcription, je n'entends parler que des Bandages méthodiques, je veux dire des Bandages d'acier, qui font les feuls dans lefquels fe trouvent les qualités néceffaires pour retenir les Hernies les plus petites & les plus fimples, comme les plus groffes & les plus compofées.

Baffin. C'eft cette partie qui forme cette cavité que l'on appelle communément le bas-ventre. *Voyez* fa définition & fa compofition, page 2.

Borborigmes. Bruit qui fe fait entendre dans les gros inteftins, par des vents ou des flatuofités qui les diftendent & courent de cellules en cellules dans leurs circonvolutions. Ce bruit ou murmure eft un fymptome ordinaire des indigeftions, des coliques, des affections hypocondriaques & hyftériques. Les carminatifs font les remédes particuliers.

Bourfes. V. la définition & le détail à la page 53.

Bubonocèle, eft une Hernie des aînes, efpece de Defcente caufée par le déplacement & la chûte de l'épiploon, ou d'un inteftin, ou des deux enfemble, hors du bas-ventre, & bornée au pli de l'aîne. Ces parties peuvent fortir, par ce que l'on appelle les anneaux des mufcles épigaftriques, ou par deffous le ligament de fallope; dans le dernier cas, la Defcente prend le nom d'Hernie crurale. On nomme auffi le Bubonocèle Hernie incomplette, à la différence de celle qui defcend jufques dans le fcrotum aux hommes, ou jufqu'aux lévres des parties naturelles aux femmes, & qu'on appelle Hernie complette.

Boyaux. L'on entend par ce mot vulgaire, les intestins qui forment un grand conduit rond, membraneux, comme l'estomac, qui s'étend depuis celui-ci jusqu'au fondement. Ils sont six ou sept fois aussi long que le corps, ils font plusieurs contours dans le ventre.

Pour empêcher qu'ils ne s'entortillent les uns dans les autres, ils sont maintenus en place par le moyen du mésentère auxquels ils sont attachés, comme une manchette au poignet d'une chemise. *Voyez* leur division à la page 40.

Carminatif. Terme de Médecine, qui se dit des remédes qu'on applique aux coliques, & autres maladies flatueuses pour dissiper les vents.

Castration. Est une opération de Chirurgie, au moyen de laquelle on enleve les testicules attaqués de mortification ou de sarcocèle, qui n'ont pu céder aux remédes ordinaires.

Cataplasmes. Sont des remédes de consistance molle, en forme de bouillie.

Cause. Est une affection contre nature, qui produit une maladie, ou qui concourt à la faire naître; je les divise en causes éloignées, en causes prochaines ou conjointes, & en causes déterminantes, comme, par exemple, celles qui viennent du tempérament & de la façon de vivre, que je regarde comme éloignées: celles qui viennent des sérosités trop abondantes, qui abreuvent sans cesse les parties, qui les relâchent; ce sont là les causes prochaines ou conjointes, parce qu'elles mettent les parties dans la difpofition prochaine de fortir pour former les Hernies, lorfque celles que je nomme déterminantes viennent à agir, comme les efforts de toute efpéce

Céliaque. Artère du bas-ventre qui vient de l'aorte: l'artère Céliaque fe divife en deux, la droite va au foie, & la gauche à la rate.

Chirurgie. Et une fcience qui procure la connoiffance des maladies du corps humain, & l'art de guérir ces maladies par l'opération de la main, ou par quelque reméde extérieur.

Chirurgien - Herniaire. Eft celui qui traite particulièrement les Hernies ou Defcentes, qui en fait fon unique application.

Chyle. Eft une liqueur qui réfulte des alimens lorfqu'ils ont été digérés.

Circonvolution. Eft un terme affecté aux boyaux, pour exprimer leur arrangement, par lequel ils forment des difpofitions de cercle de diftance en diftance; chaque partie de ces portions de cercle fe nomme circonvolution.

Circulation. Eft un mouvement que fait le fang, qui, plufieurs fois dans un jour, eft porté du cœur dans toutes les parties du corps, par le moyen des artères, & qui retourne de ces mêmes parties au cœur, par le moyen des veines.

Cirfocèle, Hernie variqueufe. C'eft une tumeur des tefticules & du cordon des vaiffeaux fpermatiques, caufés par des varices qui y forment des efpeces de nœuds; ainfi c'eft une fauffe Hernie.

Çæcum. Le premier des gros boyaux, ainfi

nommé, parce qu'il est fait comme un sac, n'ayant qu'une ouverture qui lui sert d'entrée & de sortie. Il est situé au côté droit, plus bas que le rein. Les Anatomistes sont fort partagés sur son usage, qui est très-obscur.

Colique. Douleur plus ou moins violente qu'on sent dans le bas-ventre ; elle a été ainsi appellée, parce qu'on a cru que le siége ordinaire de cette maladie étoit l'intestin colon. Il y a trois sortes de coliques, la bilieuse, la venteuse & la néfrétique.

Colon. Est le nom du second des gros boyaux qui est entre le cœcum & le rectum. Il va depuis le rein droit jusqu'à la cavité du foie. De-là, s'attachant au fond du ventricule, & portant sur la rate, il est lié au rein gauche, d'où il descend en forme d'une S, jusqu'au dessus de l'os sacré, & va se terminer au rectum ; de sorte qu'il enferme presque tous les boyaux grêles ; c'est dans ces replis que s'arrêtent & se forment les excrémens ; c'est de lui que la colique a pris son nom.

Compliquée. L'on appelle maladies compliquées, celles qui sont accompagnées de quelqu'autre maladie.

Contentif, terme de Chirurgie. On appelle Bandage contentif, celui qui ne sert qu'à retenir les médicamens sur une partie malade : il s'applique à toutes les parties du corps.

Contraction, roidissement. Est l'action par laquelle les parties se crispent, se rétrécissent & se roidissent.

Cure, curation, guérison. Est l'action par la-

quelle on guérit une maladie. Il y a deux
especes de cures; l'une que l'on nomme radicale, l'autre que l'on nomme palliative.
La cure radicale, est celle au moyen de laquelle l'on guérit une maladie, en la dé-
truisant jusqu'à la racine: la cure palliative
est celle par laquelle l'on ne guérit qu'im-
parfaitement une maladie, en ne s'attachant qu'à en corriger les accidens les plus
pressans.

Dartos, terme d'Anatomie. Muscle cutanné
du scrotum; il est tissu de beaucoup de
fibres charnus. Le Dartos a plusieurs veines & plusieurs arteres; il enveloppe les
deux testicules, & s'avance entr'eux pour
les séparer.

Déchirement. C'est la division de quelques
membres du corps, qui se fait avec violence.

La cause des Hernies ventrales est toujours un déchirement, qui ne survient que
par quelqu'effort très-rude, & qu'aux endroits où il y a eu abcès ou plaies, qui,
n'ayant pas été bien cicatrisée, laisse le
péritoine sujet à se déchirer ou à se r'ouvrir.

Défensif, en terme de Chirurgie, est ce qui
sert dans la cure d'une plaie à empêcher la
violence de la douleur, l'hémorragie,
l'impression de l'air extérieur, &c.

Descente. Voyez Hernie, page 61.

Désopilatif. Remede qui amollit, qui résoud,
qui ôte les obstructions

Diagnostic. Signe, connoissance de l'état présent, & de la nature des maladies ou de
la santé par des marques qui les caractérisent.

C c 4

Diaphragme. Est un muscle qui forme la cloison qui sépare la cavité de la poitrine d'avec le bas-ventre.

Diéte. Régime de vivre, qui consiste dans l'abstinence des alimens nuisibles à un malade, & dans l'observance des choses qui lui sont permises.

Différences. Distinguent les especes de maladies qui sont comprises sous un même genre.

Dogmatique, Chirurgien. Est celui qui, fondé sur des principes solides & des fondemens justes, agit avec connoissance, & ne hazarde rien.

Duodenum. Est le premier des boyaux. *Voyez* sa définition à la page 40.

Empyrique, Chirurgien. Est celui qui se conduit par la seule expérience, laquelle est presque toujours trompeuse, parce qu'elle n'est appuyée d'aucun principe.

Entérocelle. Descente de boyau, & une espece d'Hernie dans laquelle le boyau tombe dans l'aîne, ou dans le scrotum.

Entéro-épiplocele. Espece de Hernie dans laquelle les intestins & l'épiploon sont tombés ensemble dans le scrotum.

Entéro-épiplomphale. Hernie ombilicale, faite par la sortie de l'intestin & de l'épiploon ensemble.

Entero-hydromphale. Hernie de l'ombilic, faite par la sortie de l'intestin, & par un amas de sérosités

Entéromphale. Espece d'exomphale ou de Hernie du nombril, faite par la sortie seule de l'intestin.

Epiplocele. Hernie formée par la sortie de l'épiploon.

Epiploon. Est une partie contenue du bas-ventre. _Voyez_ sa définition à la page 34.

Equivoque. L'on donne cette épithéte aux signes qui peuvent convenir à plusieurs maladies, & qui n'en caractérisent aucune.

Erétisme. Irritation, tention violente des fibres qui composent les vaisseaux de toutes especes, & qui s'oppose à la liberté de leurs mouvemens.

Estomac. Voyez sa définition à la page 37.

Externe. Epithéte qui caractérise une partie qui est au dehors d'une autre, comme la sur-peau qui est la partie la plus externe du corps.

Extirpation. Opération de Chirurgie, par laquelle on retranche quelque partie du corps, en le coupant, ou en l'arrachant.

Farines résolutives. Quand on prescrit les farines résolutives en cataplasmes, sans spécifier aucune espece de farine, l'on comprend celles d'orobes, de lupins, de feves, d'orges, de lin, de fenugrec, de lentilles. Quand on spécifie les quatre farines résolutives, sans les désigner, l'on doit entendre les quatre farines.

Fibre. Est la partie la plus simple & la plus fine de tout le corps.

Fomentation. Médicament que l'on applique en forme liquide sur quelque partie du corps, suivant les indications.

Fondans. Remédes qui fondent, qui résolvent les humeurs épaissies & coagulées.

Gangrene. Commencement de corruption & de mortification dans les parties molles du corps, accompagné d'insensibilité, d'une

couleur livide , & d'une odeur infupportable. Quand la mortification eft entiere ,
on l'appelle fphaeele.

Genre-nerveux. Eft tout ce qui eft nerf dans
notre corps.

Graiffe. Voyez fa définition à la page 12.

Habituelle. Epithéte qui fe donne aux Hernies
anciennes , parce que l'on s'habitue , pour
ainfi dire , aux incommodités qu'elles caufent.

Herniaire. Chirurgien qui s'attache au traitement & à la guérifon des Hernies.

Hernie. Defcentes ou rupture. *Voyez* fa définition à la page 61 & fuivantes.

Hocquet. Infpiration fubite & avec bruit, par
laquelle le diaphragme eft pouffé tout d'un
coup avec impétuofité en bas ; ce mouvement arrive par l'irritation des nerfs.

Hydrentérocele. Efpece de Hernie du fcrotum ,
cauféc par la chûte de l'inteftin , & la préfence des eaux qui s'y trouvent auffi renfermées.

Hydrocele. Efpece de Hernie fauffe , caufée par
une certaine quantité d'eau amaffée dans
une partie.

Hydromphale. Hernie aqueufe de l'ombilic.

Hydrophyfocele. Hernie fau i. du fcrotum caufée par des eaux & de l'air.

Hydropifie. Maladie caufée par un amas d'eau
dans quelque partie du corps.

Hydrocirfocele. Fauffe Hernie du fcrotum, faites d'eau & de varices.

Jejunum. C'eft le fecond des boyaux grêles ou
petits boyaux.

Ileum. Eft le troifieme des boyaux grêles ou
petits boyaux.

Iliaque. Paſſion, douleur très-violente que l'on ſent particulierement dans le boyau ileum. On appelle encore cette maladie, *miſeere, volvulus, chardapſus*, dans cette maladie qui eſt cauſée le plus ordinairement par l'étranglement du boyau. Dans les Hernies, les malades rendent les excrémens par la bouche, à ce que l'on penſe; s'ils ne les vomiſſent pas, les matieres qu'ils rejettent en ont au moins toute l'odeur. *Voyez* la page 73 & ſuivantes, l'étranglement du boyau.

Indication. Connoiſſance de l'état d'une perſonne qui fait choiſir les moyens que l'on doit employer pour lui conſerver la vie, ou pour guérir les maladies dont elle eſt attaquée, ou du moins pour en adoucir les ſymptomes; ce qui établit trois eſpeces d'indication, la conſervative, vitale ou préſervative, la curative & la palliative.

Inguinal, qui appartient à l'aîne. L'on appelle glandes inguinales, les glandes des aînes; l'on nomme Hernie inguinale, celle qui vient dans l'aîne. *V.* à la p. 145, ch. V.

Inteſtin ou *Boyau*. C'eſt la même choſe.

Inverſion ou *renverſement*, ſe dit d'une partie qui, en ſe retournant, fait voir en dehors ſa partie de dedans, comme la matrice, quand elle eſt retournée ou renverſée. *Voyez* à la page 219, & ſuivantes.

Kirſocele ou Hernie fauſſe. Eſt une maladie dans laquelle les veines des bourſes & celles qui retiennent les teſticules ſont dilatées, & forment à ces vaiſſeaux ce que l'on nomme dans les autres parties des varices.

Latéral. Signifie de côté.

Lymphatiques (Vaiffaux). Sont ceux qui contiennent la partie blanche du fang que l'on nomme la lymphe.

Matrice. Eft le principal organe de la génération dans la femme.

Membrane, terme de Médecine. Peau, enveloppe des chairs, & autres parties du corps humain qui les lient, qui les bornent & les renferment.

Méfentère. Eft une des parties contenues dans le bas-ventre. *Voyez* fa définition à la page 46.

Miferere, terme de Médecine. Eft une maladie des inteftins. Il y en a qui ont été guéris de cette maladie en avalant une balle de moufquet, qui par fon poids remet le boyau en état.

Mouvement anti-périftaltique. Eft un mouvement contraire au mouvement naturel des boyaux que l'on nomme

Mouvement périftaltique. Eft un mouvement vermiculaire, c'eft-à-dire, pareil à celui des vers de terre, par lefquels ils s'allongent & fe raccourciffent : ce mouvement eft néceffaire aux boyaux pour que le chyle puiffe entrer dans fes vaiffeaux, & pour faciliter l'écoulement des excrémens.

Mufcle, terme d'Anatomie. C'eft une partie du corps compofée de plufieurs couches de fibres, qui peuvent s'allonger & fe raccourcir, deftinée pour être l'organe du mouvement.

Mutilation, terme de Chirurgie. Eft le retranchement d'un membre.

Myologie. Eft la partie de l'Anatomie qui

explique ce qui concerne les muscles.

Nausée. Envie de vomir, accompagnée de dégoût & de salive à la bouche.

Ombilic. C'est la même chose que nombril.

Omphalocele. Hernie ombilicale, dont les causes sont occasionnées par les efforts, les cris, l'abondance des sérosités, les accouchemens laborieux & difficiles.

Opération, terme de Chirurgie. Action méthodique de la main du Chirurgien sur le corps de l'homme pour lui rendre ou conserver la santé.

Oscheocele. Hernie qui descend dans les bourses, autrement dite Hernie complette.

Péritoine. Voyez sa définition à la page 29 & suivantes.

Pessaire. On appelle Pessaire les instrumens dont on se sert pour contenir la matrice dans sa situation naturelle. Ils different entr'eux par leur figure; il en est de pleins, de creux, de ronds, de quarrés, d'ovales, de convexes; en général les formes rondes & ovales sont préférables.

Les Pessaires different encore par les matieres dont ils sont composés; on en fait de liége, de cire, d'or, d'argent, d'yvoire & d'acier.

Pneumatocele. Se sont des vens qui se glissent dans les bourses.

Postérieur. Est le derriere, par exemple, la partie postérieure de la jambe est le mollet.

Pronostic. Jugement que l'on fait de l'événement d'une maladie, par les signes qui l'ont précédée ou qui l'accompagne.

Prgonostics, signes. Sont ceux qui dénotent ou font conjecturer ce qui peut arriver de bon ou de mauvais dans une maladie & même dans la santé.

Pubis, terme d'Anatomie. Qui se dit d'un des os de la hanche, qui est situé à la partie antérieure & moyenne du tronc. On l'appelle autrement, l'os du pénil ou l'os barré.

Pilore, terme de Médecine Qui se dit de l'orifice intérieur de l'estomac, qui est à son côté droit, par où il se vuide.

Rectum. Est le dernier des gros boyaux. *Voyez* à la page 44, sa composition.

Réduction, terme de Chirurgie. L'action de réduire, de remettre, de faire rentrer les parties déplacées, comme les boyaux & l'épiploon dans les Hernies.

Répercussifs. Sont des remèdes qui ont la vertu de repousser les humeurs en dedans, en augmentant le ressort des fibres.

Résolutifs. Ce sont des remèdes que l'on applique sur la peau, & qui ont la vertu d'atténuer & de diviser les humeurs arrêtées dans quelques parties, & de les dissiper, soit en les faisant transpirer au travers de la peau, soit en les faisant rentrer dans la voie de la circulation.

Rupture. Voyez Hernie.

Sarcocele. Est un gonflement du testicule, causé par l'engorgement du sang dans les vaisseaux de sa substance.

Sarcoépiplocele. Hernie complette, faite par la chûte de l'épiploon dans le scrotum, accompagné d'adhérence & d'excroissance charnue.

Sarcoépiplomphale. Hernie au nombril, la même que le sarcoépiplocele au scrotum.

Sarcohydrocele. C'est un sarcocele accompagné

de l'hydrocele : ce qui arrive affez fouvent
dans cette tumeur par la compreffion & la
rupture des vaiffaux lymphatiques.

Spermatocele. Gonflement du tefticule, avec
dureté dans fa fubftance, & douleur tant
au tefticule qu'au cordon ; cette maladie
eft tres-fâcheufe quand on n'y remédie pas
promptement.

Stéatocele. Efpece de fauffe Hernie, tumeur
du fcrotum caufée par une matiere femblable à du fuif.

Sufpenfoire. Efpece de Bandage de toile ou de
futaine qui fert à foutenir les bourfes.

Taxis. Operation de Chirurgie, au moyen
de laquelle on remet en fituation les parties
déplacées ; elle a principalement lieu dans
les Hernies, pour faire rentrer le boyau &
l'épiploon dans le ventre. *Voyez* comment
fe fait cette opération à la page 169 & fuivantes.

Tumeur. C'eft une élévation contre nature, qui
furvient à quelque partie du corps.

Tunique. C'eft la même chofe que membrane.
Voyez Membrane.

Varicocele. L'on nomme Varicocele, quand
les veines des bourfes & du mufcle qui les
fait mouvoir, font dilatées ou groffes, extraordinairement noires & parfemées de
diftances en diftances, d'efpeces de nœuds
qui les rendent inégales.

Ventrale. Adjectif, qui défigne les Hernies qui
viennent aux parties antérieures du ventre.

Vermineux. C'eft tout ce qui a rapport aux
vers ; une poche vermineufe eft un kifte
rempli de vers ; une Hernie vermineufe eft
une Defcente dans laquelle il y a des vers,

quelquefois ils se font jour à travers le boyau & la bourse : cette espece de Hernie demande d'autant plus d'attention, qu'elle est peu connue.

Vertebre. Petit os, dont plusieurs de suite font la composition de la troisieme partie du squelette de l'homme.

Visceres, terme d'Anatomie. Il se dit du cœur, du foie, du poumon, des boyaux & autres parties intérieures de l'homme.

Umbilic, terme d'Anatomie. C'est le milieu de la partie moyenne du bas-ventre par où passent les vaisseaux umbilicaux dans le fœtus.

Univoque. Signe de maladie, particulier à chaque maladie. Les signes univoques de l'Hernie ou Descente de boyau, sont la grosseur qu'elle forme, la facilité qu'elle a de sortir & de rentrer, & le bruit ou gargouillement que fait le boyau, ou les vents & matieres qu'il contient en rentrant.

Volvulus, terme d'Anatomie. C'est le nom que donne à la colique que l'on appelle autrement le miserere ou passion iliaque.

Vomissement. Sortie avec efforts & violence, par la bouche, des matieres contenues dans l'estomac & même dans les boyaux.

Xiphoïde. Cartilage qui se trouve dans la partie que l'on nomme communément le creux de l'Estomac. Ce cartilage est ce que l'on nomme vulgairement le Brechet.

Fin du Vocabulaire.